KB074245

오늘도 약을 먹었습니다

오늘도 약을 먹었습니다

유산균부터 바이러스 치료제까지
✚ 지금 필요한 약슐랭 가이드 ✚

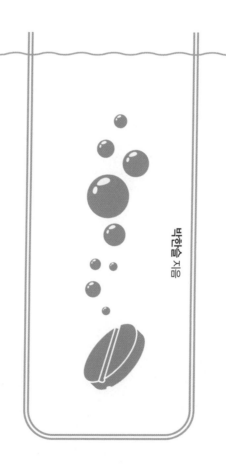

박한슬 지음

북트리거

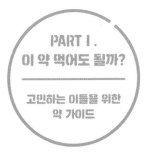

CONTENTS

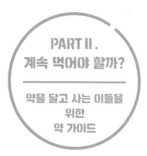

CONTENTS

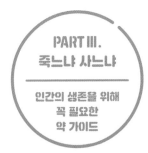

PART III.
죽느냐 사느냐

인간의 생존을 위해
꼭 필요한
약 가이드

일러두기

1. 약의 성분명은 로마자를 병기하고, 제품명에는 ®을 함께 표기했다.
2. 병기한 로마자 가운데 생물의 학술적 종명(학명)은 이탤릭체로 처리했다.
3. 국립국어원 규범에 따르면 '알레르기'가 원칙이나, 본문에서는 '알러지'로 표기했다.

오늘도 약을 먹은 당신을 위해

매일 약을 먹지만, 약을 모른다

길치로 살면 불운한 경험을 자주 하게 됩니다. 무턱대고 걷다 보면 반대 방향으로 한참을 걸어가기 일쑤고, 그러다 보면 일찍 출발하고도 지각을 해서 상대에게 핀잔을 듣죠. 요즘은 길을 잃고 헤매는 일이 거의 사라졌습니다. 멀지 않은 거리도 항상 지도앱을 보며 다니게 됐거든요. 이제 저 같은 길치도 GPS만 제대로 작동하면 길을 쉽게 찾을 수 있게 되었습니다. 지도를 든 길치가 지도 없는 일반인보다 길을 더욱 잘 찾는, '길치의 역설'이라고 할 만한 현상이 나타난 것입니다. 이렇게 길치를 탈출한 제가 제의를 하나 받았습니다. 골목까지 세세히 꿰고 있진 못하더라도, 최소한 길을 헤매지는 않게 도와주는 책을 써 보자는 제안이었죠.

우리는 길을 잃고 헤맬 정도로 약을 많이 먹습니다. 2017년 기준

국민 한 명이 약에 지출한 비용은 약 57만 원이었습니다. 비슷한 시기 대중교통비 지출이 54만 원 정도니, 지하철이나 버스를 탈 때 쓰는 교통비보다 약에 더 많은 돈을 쓴 셈입니다. 약을 먹는 이유는 다양합니다. 암과 같은 생명에 위협이 되는 질병을 치료하기 위해서, 고혈압이나 당뇨병 같이 만성질환 때문에, 생리통이나 알러지 비염 같은 불편한 증상 때문에…. 과체중이나 탈모 같은 미용 목적으로도 약이 사용되니, 정말 다채로운 약을 다양한 이유로 먹는 셈입니다.

문제는 이렇게나 많은 약을 먹고 있음에도 불구하고, 그 약이 어떻게 우리 몸에 작용하는지 제대로 이해하는 경우가 드물다는 점입니다. 유명 음식점의 대표 메뉴에 대해서는 TV만 틀어도 세세한 정보를 알 수 있는데, 우리가 직접 먹는 약에 대해서는 그런 정보를 접하기가 쉽지 않습니다. 왜 그럴까요? 원인이야 여러 가지겠지만, 제가 생각하는 주된 원인은 이렇습니다. 한 명의 의사 혹은 약사가 지나치게 많은 환자를 보기 때문입니다. 의료 서비스를 제공하는 사람은 빨리 처방을 내는 것을 목표로 하고, 환자는 빨리 약을 타 가는 것에만 관심이 있습니다. 사정이 이렇다 보니 환자 입장에선 약을 하루에 세 번씩 먹어야 하는 이유처럼 무척이나 기초적인 상식에 대해서도 알기가 힘듭니다.

이쯤에서 다시 질문하겠습니다. 지금껏 그렇게 많은 약을 먹었는데도 쉽게 답할 수 없는 질문입니다. 대체 왜 약은 하루에 세 번씩 먹는 걸까요?

닭장과 식탁 사이의 온도 차이

병아리를 부화시키기 위해서 가장 중요한 것은 계란을 적절한 온도로 유지하는 과정입니다. 너무 차갑지도, 또 너무 뜨겁지도 않은 온도가 유지돼야 병아리가 태어날 수 있거든요. 계란이 너무 차가우면 계란을 병아리로 바꾸기 위한 물질대사가 중지되어 병아리가 될 수 없고, 계란이 너무 뜨거우면 구운 계란이 되어 식탁 위로 올라가고 맙니다.

약을 하루에 세 번 먹는 것도 비슷한 이유입니다. 우리가 약을 먹는 목표인 '약효'는 약이 몸속에서 일정 농도 이상을 유지해야 나타나는데, 약의 농도가 너무 낮으면 약이 아무 효과를 내지 못하고, 또 약의 농도가 너무 높으면 계란이 익어 버리듯 우리 몸에도 약에 의한 독성이 나타나거든요.

우리가 약을 먹으면 위나 소장을 통해 혈액으로 약이 흡수되고,

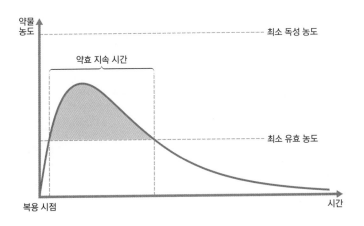

곧 약효를 내기 위한 최소 농도인 최소 유효 농도(minimum effective concentration)에 도달합니다. 이 과정은 늦어도 30분 정도면 진행이 되죠. 시간이 흐르면서 점차 약은 우리 몸에서 사라지게 됩니다. 흡수는 빠르지만, 소실은 완만한 경사를 그리며 천천히 진행되죠. 그렇게 시간이 충분히 흐르면 약의 농도는 최소 유효 농도 아래로 떨어지게 됩니다. 약효가 사라지게 되는 거죠. 약효가 쭉 지속되게 하려면 혈액 중 약의 농도가 최소 유효 농도 이하로 떨어지기 전에 반드시 다음 약을 먹어야만 합니다. 약을 세 번 먹으라고 하는 것은 대체로 이런 이유 때문입니다.

그런데 모든 약의 소실 속도가 같지는 않습니다. 어떤 약은 소실되는 속도가 빨라 하루에 네 번을 먹어야 약효가 지속되기도 하고, 또 어떤 약은 상대적으로 소실이 느려 아침과 저녁 하루 두 번만 먹어도 약효가 유지될 수 있죠. 하루에 딱 한 번만 먹어도 약효가 하루 내내 유지되는 약도 있습니다. 감기 때문에 병원에 들러 약을 처방받으면, 점심 약이 아침 약이나 저녁 약보다 가짓수가 적은 경우를 자주 맞닥뜨렸을 겁니다. 특정 약은 아침에 먹은 약의 효과가 저녁까지 충분히 유지되기 때문에, 굳이 점심에 추가로 약을 먹지 않아도 되기 때문이죠. (물론 '졸린 약'을 일부러 빼는 경우도 있지만요.) 그런가 하면 아침과 저녁 약은 같은데 점심 약만 다른 것도 약효 지속 시간과 관련이 있습니다.

모르는 게 약? 모르면 더 오래 아프다

　보건 의료계에는 똑똑한 환자일수록 병이 잘 낫지 않는다는 재밌는 격언이 하나 있습니다. 의사의 처방대로 우직하게 약을 먹는 환자들은 병이 빨리 낫는데, 증상이 좋아진 것 같으니 약을 마음대로 중단하거나 약 복용 횟수를 줄이는 헛똑똑이 환자들은 도리어 병이 더디게 회복된다는 뜻이죠. 앞서 약효 지속 시간에 대한 설명을 읽고, 어떤 분은 이렇게 생각하실 수도 있습니다. 아침·점심·저녁에 약을 세 번 먹어 12시간의 약효를 볼 수 있다면, 아침·저녁에만 먹어도 2/3인 8시간의 약효는 볼 수 있지 않겠냐고요. 실제로 그렇지는 않습니다. 아까 봤던 그래프를 세 번 겹쳐 봤습니다. 아침 약이 최소 유효 농도 밑으로 내려갈 즈음 점심 약을 먹으니 농도가 다시 올라가고, 같은 일이 저녁에도 반복됩니다.

　여기서 만약 점심 약을 거르고 아침 약과 저녁 약만 먹으면 어떨까요? 단순히 계산하면 약 복용량이 2/3로 줄었으니 약효 지속 시간

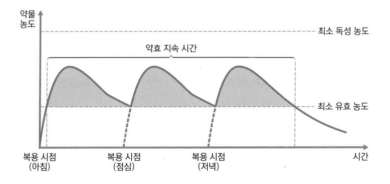

도 2/3가 될 것 같지만 그렇지는 않습니다. 아침에 먹은 약의 농도가 거의 바닥까지 떨어지면 약의 농도를 다시 최소 유효 농도로 올려야 하는데, 그러려면 그만큼의 약이 허비되거든요. 그래서 실제로는 계산치보다 훨씬 짧은 약효 지속 시간이 나타나는 겁니다. 끓인 물을 차갑게 식힌 다음 다시 끓이려면, 은근한 불로 데운 물을 끓일 때보다 훨씬 더 많은 연료가 필요한 것과 같은 이치죠. 결과적으로 약효 지속 시간이 줄어들어, 정상적으로 약을 먹었을 때보다 빨리 병이 낫질 않게 됩니다.

그렇다고 점심에 거른 약을 저녁 약과 같이 먹어서도 안 될 일입니다. 아침, 점심을 걸렀다고 저녁에 세 끼를 한 번에 먹으면 탈이 나는 것처럼, 약의 농도가 일정 수준을 넘어서면 약은 우리 몸에 '독성'을 나타내기 시작합니다. 경미하게는 속이 쓰린 정도에서 그치지만, 심한 경우에는 의식을 잃거나 사망에 이를 수도 있죠. 약 먹을 시간을 놓쳤을 때는 그냥 다음 순서에 한 번만 복용해야 합니다. 놓친 지 얼마 되지 않았다면 즉시 먹는 것이 좋지만요.

이런 이야기는 아마 처음 들으셨을 겁니다. 의사 혹은 약사 입장에서는 너무 상식적인 이야기라 다들 알 것이라고 여기고 제대로 설명을 해 주지 않은 탓입니다. 환자들은 매번 그렇게 약을 복용했으니 별로 의구심을 가지지 않았을 테고요. 기초 중 기초라고 할 수 있는 이런 내용도 우리는 잘 모릅니다. 그래서 썼습니다. 친절하고 겸손하게 여러분을 약의 세계로 인도할 가이드북, 『오늘도 약을 먹었습니다』입니다.

PART I.
이 약 먹어도 될까?

고민하는 이들을 위한
약 가이드

01 | 프로바이오틱스

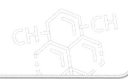

우리는 비유하는 것을 좋아합니다. 누구나 다 아는 무언가를 비교 대상으로 삼으면 이해가 쉽기 때문이죠. 크기를 잘 가늠할 수 없는 넓은 면적을 '여의도 몇 배 면적'으로 설명하고, 비싼 밥값을 '국밥 몇 그릇 가격'으로 비교하는 식입니다. 청결도를 논할 때는 '변기'를 비교 대상으로 삼는 경우가 많습니다. 스마트폰·문고리·신용카드 따위의 물건들이 변기보다 몇 배나 더 더럽다는 식의 기사를 보면, 위생에 대한 경각심이 무척 커지죠. 그런데 이런 비교가 적절한지는 조금 고민해 봐야 합니다. 흔히 기준으로 삼는 '세균 수'가 위생과 직접적인 관련이 있다고 보긴 힘들거든요.

세균이 위생과 전혀 관련이 없다는 말은 아닙니다. 19세기 과학자들이 감염성 질환의 원인은 미생물이라는 것을 밝혀낸 이래, 인류는 미생물을 죽이기 위해 엄청난 노력을 기울여 왔습니다. 소독을 통해 감염을 일으킬 수 있는 세균을 최대한 줄였죠. 그 덕분에 수술 후 감염성 질환으로 사망하는 사람이나 식중독 같은 질환을 앓는 사람의 수도 확연히 줄었습니다. 세균 수를 청결도의 기준으로 삼는 것은 나름대로 자연스러운 결론이었고, 균이 득실대는 배설물이 담긴 변기는 불

Probiotics

결함의 상징으로 자리를 잡았습니다.

그런데 조금 이상합니다. 만약 배설물이 엄청나게 불결한 세균투성이라면, 그런 배설물이 담겨 있던 우리 몸의 장에는 아무런 영향이 없는 걸까요? 또 하나 드는 의문이 있습니다. 요리사가 손을 안 씻은 것이 아니라면 우리는 모두 깨끗하게 조리된 음식물을 먹었을 겁니다. 입으로는 깨끗한 음식이 들어갔는데 대변으로는 세균이 그렇게 많이 나온다니, 그 많은 세균은 대체 어디서 왔을까요? 해답은 세균이 마냥 나쁜 존재이며, 우리와 전혀 다른 세상에 산다는 오해 속에 있습니다. 우리가 건강을 위해 챙겨 먹는 '프로바이오틱스'도 사실은 세균의 한 종류거든요.

우리 몸과 공생하는 세균이 있다

우리는 엄청난 수의 세균과 함께 살고 있습니다. 대변이 만들어지는 장, 인체 표면을 덮고 있는 피부는 물론이고, 입에서 항문까지 이어지는 소화기관, 코에서 폐까지 이어지는 호흡기관 등 인체의 거의 모든 곳에 세균이 존재합니다. 일반적인 성인 남성의 세포 수는 약 30조 개 정도로 추정되는데, 인체에 함께 사는 '공생 세균'의 수는 사람의 세포 수를 훨씬 웃도는 40조 개 정도일 것으로 예상됩니다. (공생 세균이 100조 개라는 일부 서술은 과거의 부정확한 추측입니다.) 인체에 사람 세포 수보다 세균의 수가 훨씬 많은 것이죠. 이렇게 사람과 함께 공생하는 공생 세균들을 학술 용어로 '마이크로바이옴(microbiome)'이라고 합니다.

마이크로바이옴에 속하는 세균들의 서식지는 제각기 다릅니다. 예컨대 사람 피부에는 포도송이 모양의 스타필로코쿠스 에피더미디스(*Staphylococcus epidermidis*)라는 종의 세균이 주로 분포하며, 입속에서는 중국 길거리 간식인 탕후루 모양의 스트렙토코쿠스 미티스(*Streptococcus mitis*)라는 종이 흔하게 발견되죠. 인체 부위에 따라 세균 분포가 다르며, 당연히 사람마다 세균 분포도 다릅니다. 주변 환경, 평소 식습관이나 생활 습관의 차이에 따라 공생 세균의 분포가 다양해지는 것입니다.

이렇게 세균이 몸 곳곳에 득실대면 감염이 발생할 것 같다고요? 사람과 공생 관계를 맺은 세균들은 몸에 상처가 나는 등의 아주 특수한 경우가 아니면 해를 끼치지는 않습니다. 오히려 인체에 이로운 역할을 하죠. 공생 세균은 우리 몸에서 일종의 '텃세'를 부려서 유해한 세균이 이사 오는 것을 막아 줍니다. 외부 병원균들이 우리 몸에 침입해 자리 잡고 싶어도, 이미 공생 세균인 마이크로바이옴이 그 자리를 차지하고 있는 경우가 대부분입니다. 끼어들 자리를 찾지 못한 병원균은 질병을 일으킬 수준으로 늘어나지 못해 금방 제압되죠.

야생 늑대가 인류의 충실한 반려동물인 개가 되었듯, 공생 세균들 역시 인간을 도와 여러 가지 기능을 수행하고 있습니다. 어떤 종은 주로 장 속에서, 어떤 종은 주로 피부에 살며 각자의 역할을 수행하죠. 이때, 종이 같다고 하더라도 각각이 수행하는 기능은 조금씩 다릅니다. 똑같이 개라는 종(species)에 속하더라도 셰퍼드는 경찰견으로, 리트리버는 맹인 안내견으로 활약할 수 있듯이 마이크로바이옴도 어떤 종의 어떤 균주(strain, 다른 세균들과 구분되는 유전적으로 동일한 세균 집단)냐에 따라 역할이 무척 다릅니다.

예컨대 유산균에 속하는 락토바실러스 람노서스(*Lactobacillus rhamnosus*)라는 종의 세균에는 GG, GR-1 등의 다양한 균주가 있는 것으로 연구된 바 있습니다. 영어 약어로 적혀 있어 어려워 보이지만 셰퍼드나 리트리버 같은 개의 아종(subspecies) 개념과 크게 다르지 않습니다. 연구를 통해 락토바실러스 람노서스 GG는 설사 예방에 도움이 되고, 락토바실러스 람노서스 GR-1은 비뇨기·생식기의 감염과 염증 방지에 도움이 된다는 점이 밝혀졌습니다. 이런 연구에 기반해 등장한 상품이 '프로바이오틱스'입니다.

먹는 세균 보충제, 프로바이오틱스

프로바이오틱스(probiotics)는 적정량을 섭취했을 때 우리 건강에 도움이 되는, 살아 있는 미생물입니다. 일종의 먹는 세균 보충제인 셈 인데요. 공식적인 정의에는 포함되어 있지 않지만, 프로바이오틱스로 인정받으려면 한 가지 특성을 더 갖춰야 합니다. 몸에 들어온 미생물 이 일시적이건 영구적이건 체내에 자리를 잡고 성장해야 한다는 거 죠. 단지 영양분을 얻는 것이 목적이라면, 굳이 세균을 먹을 필요는 없기 때문입니다.

프로바이오틱스를 섭취하면 숙주인 우리 몸에 어떻게 이로울까 요? 다름 아닌 면역계를 관리하는 데 도움을 받을 수 있습니다. 40조 라는 엄청난 수의 미생물이 지금 이 글을 읽는 여러분의 피부 표면에 도, 장 속에도, 심지어는 눈 표면에도 존재하고 있습니다. 만약 몸의 면역계가 단지 '세균'이라는 이유로 이들을 공격하고 염증 반응을 일 으킨다면, 아마 난리 날 겁니다. 온몸의 피부는 모두 빨갛게 부풀어 오르고, 눈은 충혈되어 눈물과 콧물을 쏟고, 장도 계속 자극돼 설사를 하고 혈변을 보기 시작하겠죠. 이런 상황을 막기 위해 면역계는 정상적인 마이크로바이옴에 대해서는 면역 반응을 억제하도록 교육받습니다. 마이크로바이옴은 외부에서 침입하는 세균을 격퇴할 뿐만 아니라, 면역계가 모든 세균에게 과민 반응을 보이지 않도록 적응 훈련을 시켜 주는 엄청난 임무까지 맡고 있는 것이죠.

피부가 빨갛게 부풀어 오르고 가려우며, 눈이 충혈되고 눈물 콧물이 흐르는 것은 전형적인 알러지 질환의 증상입니다. 면역 세포가 상황에 따라 면역을 억제하는 교육을 제대로 받지 못하면, 인체는 몸에 사는 정상적인 공생 세균은 물론 별것 아닌 꽃가루에도 저런 과민 반응을 일으킬 수 있습니다. 이때 우리가 프로바이오틱스와 같은 유익한 균을 먹으면, 장 속 마이크로바이옴에 긍정적인 변화를 일으키고, 알러지 질환을 개선하는 데 도움을 받을 수 있는 것이죠. 실제로 최근 한 연구(Wickens, 2018)에서는 알러지 질환을 앓는 부모에게서 태어난 신생아에게 출생 후 2년간 락토바실러스 람노서스 HN001 균주를 포함한 프로바이오틱스를 먹였더니, 아기였을 때는 물론 11세까지도 아토피 발생이 유의미하게 감소했다는 결과를 얻었습니다.

이처럼 프로바이오틱스를 이용해 면역 기능을 조절할 수 있다는 가능성이 제시되면서, 원인을 알기 힘들었던 각종 면역 관련 난치병에 대한 치료법을 프로바이오틱스에서 찾으려는 노력도 조심스럽게 이어지고 있습니다. 지속적으로 장에 염증이 생기는 염증성 장 질환이나, 항생제의 부적절한 사용으로 발생할 수 있는 사망에 이를 정도

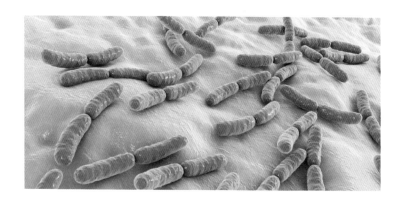

의 심각한 설사에도 효과가 있다는 연구 결과들이 꾸준히 나오고 있습니다. 최근에는 파킨슨병과 같은 퇴행성 신경 질환과 마이크로바이옴의 관련성을 탐구하는 사람들도 있죠.

한 가지 더, 여러분은 '프리바이오틱스(prebiotics)'에 대해서도 들어 보셨을 겁니다. 프로바이오틱스와 어떤 점이 다른지 알쏭달쏭하죠. 프리바이오틱스는 프로바이오틱스의 '먹이'라고 할 수 있습니다. 평소 프로바이오틱스와 같은 특정 공생 세균이 특히 더 선호하는 물질을 먹어 주면, 장내의 환경을 바꾸는 데 도움이 되죠. 채소나 과일에 많은 섬유질, 유익균이 선호하는 특수한 형태의 탄수화물인 올리고당 같은 것들이 대표적인 프리바이오틱스라고 할 수 있습니다. 유익한 공생 세균이 좋아하는 먹이를 먹어 주자는 접근법입니다.

비만 세균을 잡아라!

여기서 헷갈리지 말아야 할 게 있습니다. 공생 세균이라고 해서 무

오늘도 약을 먹었습니다

조건 다 프로바이오틱스처럼 인체에 좋은 역할만 한다고 생각해서는 안 된다는 점입니다. 어떤 공생 세균에는 사람이 소화하지 못하는 물질도 소화할 수 있는 능력이 있습니다. 그런 세균은 소화가 어려운 물질까지 소화해서 사람과 나눠 먹죠. 먹을 것이 부족하던 시대에는 이런 공생 세균의 도움이 무척 유용했을 겁니다. 공생 세균이 음식의 남은 마지막 영양분까지 박박 긁어내 몸에 흡수시켰기에 영양 보충을 할 수 있었으니까요.

하지만 우리는 과다한 영양 섭취로 인한 비만과 성인병이 문제인 시대를 살고 있습니다. 요즘은 이들을 '비만 세균'이라고 부릅니다. 현대 인류는 이들의 도움으로 인한 영양분 보충이 달갑지 않아졌고, 과학자들은 아예 이들의 영향을 줄일 방법을 찾기 시작했죠. 연구에 따르면, 유독 이런 방식으로 영양 섭취를 늘려 주는 유형의 공생 세균은 따로 있다고 합니다. 특히 가공식품, 기름진 음식 등을 계속 먹으면 체내에 이 유형의 세균 비율이 더욱 높아진다는 사실도 밝혀졌죠. 기름진 음식을 먹다 보면 더욱 살찌기 쉬운 몸이 되는 겁니다.

단순히 살이 찌는 것을 넘어, 최근에는 장내 공생 세균의 조성 변화가 당뇨병과 같은 대사성 질환에도 영향을 미칠 수 있다는 연구들이 속속 등장하고 있습니다. 고지방 식품을 지속적으로 섭취하면 특정 장내 공생 세균의 수가 늘어나게 되는데, 이 세균들은 몸에 염증 반응을 일으키는 경향성이 높습니다. 그 탓에 몸에 만성적인 염증이 생기면, 인슐린이 정상적으로 분비되더라도 몸이 제대로 반응을 하지 못하는 '인슐린 저항성'을 유발할 수 있다는 겁니다. (이 부분에 대해서는 다음에 당뇨병을 집중 탐구하면서 다시 이야기하겠습니다.) 그리 가벼이 볼 문제가 아니죠.

마이크로바이옴 연구, 이제 시작이다

지금 이 순간에도 마이크로바이옴에 대한 연구는 활발히 진행되고 있습니다. 덕분에 몰랐던 사실이 밝혀지고 오해가 풀리는 중인데, 관련 연구가 시작되며 풀린 가장 큰 오해는 '대장균(*E.coli*)'이 대장 내의 대표적인 균이라는 것이었습니다. 사실 대장균은 대장 내의 '아싸'였는데 말이죠. 장 속에서 대장균이 차지하는 비율은 극히 낮은데도 불구하고, 왜 대장균이 장내 세균의 대표 격으로 가장 널리 알려져 있던 걸까요? 이렇게 된 데에는 나름의 이유가 있습니다.

대장 내부는 산소가 거의 없고 빛이 통하지 않는 데다, 습기가 많고 체온과 유사한 온도가 쭉 유지되는 무척 특이한 환경입니다. 그렇지만 실험실은 빛이 있고, 산소가 풍부해서 대장 내 환경과는 거의 정반대라고 할 수 있습니다. 물고기를 뭍에 올리면 금방 죽어 버리듯, 대부분의 장내 세균은 장 밖에서 살아남지를 못합니다. 그런데 유독 대장균은 대장 바깥의 산소가 풍부한 환경에서도 잘 자라는 세균이기에, 실험실에서도 살아남을 수 있었습니다. 이런 특성 때문에 대장균이 유명해진 것이지, 대장균이 대장 내에서 차지하는 비율이 절대적으로 높지는 않았던 겁니다.

오늘도 약을 먹었습니다

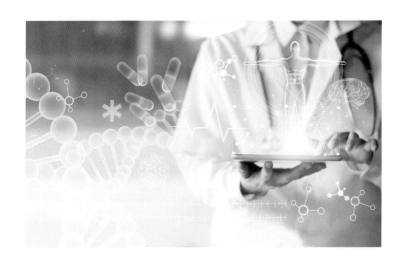

최근에는 DNA를 분석하는 기술이 발전해 오해들을 바로잡고 있습니다. 대변의 미생물 DNA를 분석해 보면, 대장균 외에 수많은 미생물의 존재가 드러납니다. 이 방식을 통해 특정 질환을 앓는 환자들의 장내 미생물이 다른 사람과 어떻게 다른지, 특정 식품을 섭취하면 장내 미생물이 어떻게 바뀌는지 효과적으로 추적할 수 있게 됐습니다. 물론 여기도 나름의 한계점이 있습니다. 가장 큰 문제점은 이 방식으로는 세균의 '유전자'만 알 수 있다는 점입니다. 해당 세균이 장내에서 어떤 행동을 하고 다른 세균과 어떻게 관계를 맺는지는 유전자만으로 알 수가 없습니다. 그래서 장과 유사한 환경을 만들어 세균을 직접 배양하고, 이들이 어떻게 행동하는지를 연구하는 학자들도 있지만 아직은 결과가 그리 신통찮은 상태입니다.

이렇듯 프로바이오틱스, 넓게는 마이크로바이옴에 관한 연구는 아직 초기 단계라고 할 수 있습니다. 다만 여러 연구를 통해 다양한 질병과 관련이 있을 가능성이 폭넓게 제시되고 있다는 점이 긍정적입니다. 일부 질환에 대해서는 나름의 유효성이 입증되었고요. 불치병에 프로바이오틱스가 특효약이라는 환상은 갖지 말아야겠지만, 구체적인 정보를 따져 가며 복용하면 분명 건강에 도움을 받을 수 있습니다.

오늘도 약을 먹었습니다

유효성이 검증된 프로바이오틱스 균주들

　최근에는 어떤 프로바이오틱스를 먹어야 인체에 더욱 도움이 될지에 대한 연구가 활발해지고 있습니다. TV 홈쇼핑에서 프로바이오틱스를 대대적으로 광고한 지도 한참 되었죠. 프로바이오틱스를 선택할 때는 눈을 크게 뜨고 똑바로 살펴야 합니다. 제대로 된 제약 회사들은 어떤 종의 어떤 균주가 몸에 어떤 영향을 미치는지를 실제 임상 시험을 통해 밝혀내고, 순수하게 그 균주만 배양한 제품을 내놓습니다. 반면에 일부 업체의 제품은 그런 효과를 전혀 판단할 수 없습니다. 앞서 살펴본 '락토바실러스 람노서스 GG'와 같은 균주 이름을 전혀 명시하지 않고 '유산균 몇억 마리'라는 아무런 의미 없는 수치만 강조하는 경우가 있거든요. 그러면 개별 균주를 토대로 연구한 내용들은 아무 쓸모가 없어집니다. 이는 잘 훈련된 셰퍼드를 경찰견으로 고용하면 범죄자를 잡을 수 있다고 광고하며, 실제로는 견종을 전혀 모르는 개 100마리를 경찰서에 납품하는 상황과 같습니다. 일종의 소비자 기만행위죠.

　그럼 어떤 프로바이오틱스를 먹어야 나름의 도움을 받을 수 있을까요? 프로바이오틱스 연구 중에서 신뢰성 높은 일부 결과를 추려 보았습니다. 동물이나 사람을 대상으로 임상 시험을 마쳤으며, 가짜 약과 진짜 약을 먹여 비교하는 등 정교한 형태의 실험을 마친 연구를 종합해 일부를 추렸습니다. 살펴보시고 프로바이오틱스 제품을 선택할 때 참고하시면 좋겠습니다.

프로바이오틱스 종	균주
I. 면역 관련 질환에 도움이 되는 프로바이오틱스	
1. 알러지성 비염 완화	
Lactobacillus gasseri 락토바실러스 가세리	TMC0356 / A5 / OLL2809
Lactobacillus paracasei 락토바실러스 파라카세이	LP-33 / KW3110 / HF.A00232
Lactobacillus casei 락토바실러스 카세이	Shirota / DN-114 001
Lactobacillus plantarum 락토바실러스 플란타룸	No. 14
Tetragenococcus halophilus 테트라제노코커스 할로필러스	Th221
Lactobacillus acidophilus 락토바실러스 애시도필러스	L-92 / NCFM
Bifidobacterium lactis 비피도박테리움 락티스	BI-04 / NCC2818
Bifidobacterium longum 비피도박테리움 롱검	BB536
2. 아토피 예방 및 완화	
Lactobacillus reuteri 락토바실러스 루테리	ATCC 55730
Lactobacillus salivarius 락토바실러스 살리바리우스	CUL61
Lactobacillus paracasei 락토바실러스 파라카세이	CUL08
Bifidobacterium lactis 비피도박테리움 락티스	CUL34 / HN019
Bifidobacterium bifidum 비피도박테리움 비피덤	CUL20
Lactobacillus rhamnosus 락토바실러스 람노서스	HN001
3. 노년층의 면역력 강화	
Bifidobacterium lactis 비피도박테리움 락티스	HN019

오늘도 약을 먹었습니다

II. 대사성 질환에 도움이 되는 프로바이오틱스

1. 혈중 콜레스테롤 혹은 중성지방 감소

Bifidobacterium longum 비피도박테리움 롱검	BL1
Lactobacillus plantarum 락토바실러스 플란타룸	CECT 7527 / CECT 7528 / CECT 7529
Lactobacillus reuteri 락토바실러스 루테리	NCIMB 30242
Lactobacillus curvatus 락토바실러스 커바투스	HY7601

2. 과체중 완화 혹은 체중 감량

Lactobacillus gasseri 락토바실러스 가세리	BRN17 / SBT2055

III. 소화기계 질환에 도움이 되는 프로바이오틱스

1. 변비 완화

Bifidobacterium lactis 비피도박테리움 락티스	Bb12
Bifidobacterium longum 비피도박테리움 롱검	46 / 2C / BB536H

2. 항생제에 의한 설사 완화

Saccharomyces boulardii 사카로마이세스 보울라디	CNCM I-745
Lactobacillus casei 락토바실러스 카제이	DN-114 001
Lactobacillus rhamnosus 락토바실러스 람노서스	GG

3. 소화기계 불편감 (부푸는 느낌, 꼬르륵거림 등)

Bifidobacterium lactis 비피도박테리움 락티스	CNCM I-2494

4. 구강 건강 (충치균 감소 등)

Bifidobacterium lactis 비피도박테리움 락티스	Bb12
Lactobacillus acidophilus 락토바실러스 애시도필러스	LA-5

IV. 호흡기계 질환에 도움이 되는 프로바이오틱스

1. 호흡기 감염 예방

Lactobacillus rhamnosus 락토바실러스 람노서스	GG
Lactobacillus reuteri 락토바실러스 루테리	DSM 17938

2. 호흡기 감염 지속 시간 감소

Lactobacillus rhamnosus 락토바실러스 람노서스	GG
Lactobacillus acidophilus 락토바실러스 애시도필러스	NCFM
Lactobacillus reuteri 락토바실러스 루테리	DSM 17938

02 | 피임약

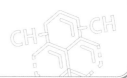

　20대 초반, 생리대를 처음 샀을 때의 일입니다. 남성인 제가 쓸 것은 아니었고, 급한 부탁을 받고 대신 사러 간 거였죠. 그 사람이 지금의 제 아내라고 하면 그럴듯한 로맨스 소설이 되겠지만, 아쉽게도 성장소설의 한 장면으로 남았네요. 그런데 저는 그곳에서 예상치 못한 질문을 받았습니다. 나이 지긋한 점원 아주머니께서 '흰 봉투밖에 없는데 괜찮겠냐'고 물어보신 겁니다. 예상치 못한 질문에 당황한 저는 빨개진 얼굴로 고개를 끄덕였습니다. 내용물을 감추기 위해 생리대는 주로 검은 봉투에 담아 준다는 사실은 나중에야 알게 되었습니다.

　몇 년 뒤, 비슷한 경험을 약국에서 또 겪었습니다. 이번에는 제가 매대 안쪽에 서 있다는 점이 달랐죠. 약국에 오시는 몇몇 여성분들은 경구피임약을 구매하면서 제 눈을 피하셨습니다. 생리대를 사던 20대 초반의 제가 그랬던 것처럼요. 그로부터 10년이 지났지만 아직도 생리대 광고에서는 빨간 피 대신 정체를 알 수 없는 '파란 피'가 나오고, 경구피임약 광고에서는 애매모호한 '준비'만을 이야기하고 있습니다. 흔해 빠진 비타민 광고에서도 약을 자세히 설명해 주는데, 약이 몸에 미치는 영향을 정확히 알아야 하는 경구피임약에 대해서는 공개적으로

Contraceptive Pill

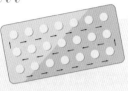

언급하길 꺼리죠. 그러다 보니 막연히 몸에 해롭다는 인식이나, 약에 남성호르몬이 들어간다는 괴담까지 퍼져 실제로 약이 필요한 사람들도 구매를 꺼리고 있습니다.

당연히 모두 근거 없는 오해입니다. 경구피임약은 피임 목적뿐만 아니라 다양한 용도로 쓰입니다. 건강 상태에 따라 적절한 제품을 선택하면, 생리 전 증후군 같은 고통스러운 증상도 줄일 수 있는 무척 유용한 약이에요. 다만 개인의 몸 상태에 따라 몸에 맞는 약을 선택하는 과정이 필요할 뿐이죠. 최선의 선택을 위해서, 우선 호르몬과 여성의 생리 주기에 관해 먼저 이야기해야 할 것 같습니다.

우리 몸의 등기우편, '호르몬'

호르몬(hormone)은 우리 몸에서 일종의 등기우편 역할을 합니다. 등기우편은 특정 주소지로 우편을 보내는 것뿐만 아니라, 집배원이 수신인을 직접 확인하죠. 호르몬도 비슷합니다. 등기우편에 수신인이 정해져 있듯, 호르몬은 정해진 수용체(receptor)에만 배달되어 원하는 신호를 전달하거든요. (여기서 수용체는 세포 표면 또는 세포질 내에 존재하는 특정 구조의 단백질을 말합니다. 수용체는 각각 고유의 구조를 가지고 있어서, 특정한 신호 물질에만 결합할 수 있습니다. 신호 물질이 수용체에 결합하면 수용체는 세포 내로 신호를 보내 특정한 반응을 유도하죠.) 그런데 합격 통지서를 받고 누구는 눈물을, 누구는 기쁨의 환호성을 내지르듯이, 개별 신호로 인한 신체 기관의 반응은 다르게 나타날 수 있습니다. 예를 들어, 췌장에서 '발송'한 인슐린은 인슐린 수용체에만 '배송'됩니다. 그렇지만 같은 인슐린 신호를 받더라도 간에서는 포도당 합성을 줄이는 반응이, 근육에서는 포도당 이용을 늘리는 반응이 일어납니다.

물론 호르몬만 우리 몸 곳곳에 신호를 전달하는 것은 아닙니다. 호르몬은 수신인이 명확하다는 점에서 정확도가 높지만, 좀 느리죠. 인체에 위험이 닥친 긴급한 상황일 때는 자율신경(autonomic nervous

오늘도 약을 먹었습니다

system)이 재빨리 신호를 보냅니다. 다만 자율신경은 특정 기능을 세밀하게 조절하기가 어렵기에, 일상적인 인체 기능 조절은 호르몬이 맡는 것이죠. 여성의 생리 주기에도 호르몬이 깊이 관여합니다.

호르몬에 의해 돌아가는 정교한 시계, 생리 주기

흔히들 여성호르몬이라고 하면 에스트로겐(estrogen)과 프로게스테론(progesterone) 정도를 떠올리겠지만, 여성의 생리 주기에 관여하는 대표적인 호르몬만 다섯 개가 넘습니다. 생각보다 많은 호르몬이 작용해 여성의 생리 주기가 정교하게 조절되는 것이죠. 이 과정이 복잡해 보이지만, 간단히 정리하면 다음과 같습니다. 뇌 아래쪽에 위치한 뇌하수체(pituitary gland)가 여성 생식기관에 호르몬 신호를 보내면, 생식기관에서는 그 신호를 받아 생리 주기를 이끄는 데 필요한 다음 호르몬을 분비하는 식입니다. 자, 조금 더 구체적으로 살펴볼까요?

제일 첫 단계로, 뇌하수체는 '배란 준비 호르몬(FSH, 난포자극호르몬)'을 분비해 난자를 담고 있는 '난포'를 성숙하게 합니다. 이 호르몬에 의해 난소가 자극되면, 난포가 성숙하여 에스트로겐이 분비되죠. 이때, 에스트로겐은 두 가지 기능을 수행합니다. 하나는 이미 난포가 성숙하였으니 다른 난포가 성숙되지 않도록 배란 준비 호르몬의 분비를 막는 것입니다. 보통 성인 여성은 한 번에 한 명의 아이를 임신합니다. 만일 이런 과정이 없어 여러 개의 난포가 성숙되면, 한 번에 여러 명의 아이를 임신하게 되겠죠. (이란성 쌍둥이가 태어나는 겁니다.)

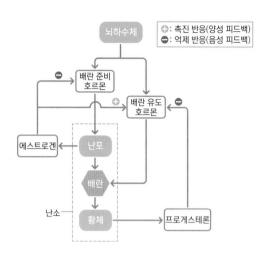

두 번째는 성숙된 난포에서 난자를 내보내는 과정, 다시 말해 '배란'이 발생하도록 돕는 것입니다. 그리하여 에스트로겐은 뇌하수체에서 '배란 유도 호르몬(LH, 황체형성호르몬)'을 분비하게 만듭니다. 배란 유도 호르몬이 분비되면 배란이 일어나고, 난자가 빠져나간 난포는 황체라는 새로운 형태로 바뀝니다. 황체에서는 기존에 분비하던 에스트로겐은 물론 프로게스테론도 같이 분비되는데, 에스트로겐이 배란 준비 호르몬을 억제하는 것과 마찬가지 이유로 프로게스테론도 배란 유도 호르몬의 분비를 억제합니다. 이것이 생리 주기의 정교한 호르몬 조절 과정입니다.

그런데 마지막에 남은 황체가 프로게스테론과 에스트로겐을 계속 분비하면 어떡하냐고요? 황체는 2주 정도가 지나면 퇴화하여 사라집니다. 생리가 시작한 날로부터 14일 후에 배란이 일어나 황체가 형성되고, 다시 14일 후에 황체가 퇴화해서 생리가 일어나니, 약 28일을 주기로 생리가 반복되는 거죠.

생리 주기를 멈추는 몇 가지 방법

앞서 살펴보았듯 여성의 생리 주기는 여러 호르몬이 관여해서 정교하게 조절됩니다. 빗자루는 잘 망가지지 않지만, 훨씬 정교한 진공청소기는 부품 하나만 망가져도 고장이 나죠. 호르몬에 의한 생리 주기 조절도 비슷합니다. 조절 과정 중 하나만 어긋나도 배란과 생리가 멈추게 되는 겁니다. 질병이 생겨서 조절 과정이 어긋나면 생리를 제대로 하지 않게 되죠. 임신이나 폐경을 해도 그렇고요.

임신을 하면 왜 생리 주기가 멈추는 걸까요? 너무 당연한 현상이라 지금껏 의문을 갖지 않으셨을 수 있지만, 이런 현상 역시 호르몬과 관련 있습니다. 앞서 배란이 이뤄지면 황체가 생기고, 황체는 2주 정도 지나 퇴화한다고 했습니다. 황체가 퇴화하면 프로게스테론 분비가 줄어들어 자궁 내막이 무너지는데, 이것이 바로 생리죠. 하지만 임신 상태에서 이런 일이 발생하면 태아가 유산됩니다. 그래서 수정란이 자궁 내막에 자리를 잡으면, 황체가 퇴화하지 않고 계속 프로게스테론을 분비하도록 관련 호르몬(hCG, 인간 융모성 생식선 자극 호르몬)을 분비합니다. 이 호르몬 덕분에 생리 주기가 멈추고 태아는 안정적으로 자라날 수 있습니다. 시중에 판매되는 임신 테스트기는 이 호르몬 분비에 대한 반응을 체크하여 임신을 확인하게 해 주죠.

그런데 피임을 원하거나 일부러 생리 주기를 멈추고 싶을 때는 어떻게 해야 할까요? 생리를 멈출 목적으로 폐경을 선택하는 사람은 없을 겁니다. 다행히 약학자들은 임신 시의 호르몬 변화에 의해 생리 주기가 멈추는 과정을 연구하고, 임신과 유사한 상태를 유도해 생리 주기를 멈출 수 있다는 사실을 발견했습니다. 그리하여 여성호르몬을 함유한 피임약이 개발되었죠. 국내에서 판매되는 피임약은 생리 첫날부터 21일 동안 복용한 다음 7일간 약을 끊어 휴약 기간에 생리를 하고, 다시 약을 복용하는 방식이 대부분입니다. 인체의 원래 생리 주기를 모방하면서도 배란이 발생하지 않게 하죠. 이런 특성 때문에 피임약은 일정치 않은 생리 주기를 조절하거나, 시험이나 여행 등의 중요한 일정 때문에 생리를 미루는 목적으로도 많이 쓰입니다.

물론 먹는 약만 있는 것은 아닙니다. 임신과 유사한 상태를 유지하도록 호르몬을 꾸준히 분비하는 '약물 저장소'를 체내에 삽입하는 제품들이 나와 있죠. 임플라논®이나 넥스플라논®과 같이 말랑말랑한 막대 형태의 제품을 팔뚝 부위에 삽입하는 장치도 있고, 미레나®처럼 자궁 내에 삽입하거나 누바링®같이 질 내에 투입하는 제품도 있습니다. 먹는 피임약보다 장기간 작용한다는 것이 큰 장점이지만, 누바링®을 제외하면 모두 별도의 삽입 시술을 받아야 한다는 단점이 있습니다. 그래서 많은 여성들이 흔하고 손쉬운 방법인 피임약 복용을 선택합니다. 피임약에 대해서는 조금 더 짚어 봐야겠죠?

생리 전에는 왜 초콜릿이 당길까?

에스트로겐이나 프로게스테론 같은 여성호르몬은 뇌하수체와 같은 호르몬 분비 기관 외에도 몸의 다양한 곳들에 영향을 미칩니다.

이들 호르몬으로 인해 자궁에서 가장 직접적인 변화가 일어나는데요. 난포가 성숙되어 에스트로겐이 분비되기 시작하면 자궁 내막이 조금씩 두꺼워지고, 배란을 기점으로 황체가 형성되어 프로게스테론 분비량이 늘어나면 2~4mm 정도이던 자궁 내막이 최대 11~16mm까지 두꺼워집니다. 작은 아보카도 크기인 자궁에 꽤 큰 변화가 일어나는 거예요. 그러다 황체가 퇴화되어 프로게스테론과 에스트로겐 분비가 줄면, 자궁 내막의 성장 신호가 중단됩니다. 그러면 두터워졌던 자궁 내막이 무너지며 생리가 시작되는 겁니다.

에스트로겐과 프로게스테론은 전체적인 신체 컨디션에도 영향을 크게 미칩니다. 생리가 다가오면 흔히 '냉'이라고 불리는 질 분비물이 평소보다 더 끈적해지며 양이 늘어나고, 몸의 전반적인 체온이 상승합니다. 또한 몸이 붓는 것 같은 느낌이 들고, 가슴이 단단하게 뭉치며, 압박하면 아프기도 하죠. 피부 트러블은 물론이고, 얼굴에 여드름까지 납니다. 게다가 이상하게 단 음식이 당기기 시작하죠. 그렇게 챙겨 먹은 것은 많은데 화장실에서는 실패를 맛보기 일쑤고요. 뒤이어 찾아오는 우울함과 감정 기복은 사람을 너무나 힘들게 만들죠. 흔히 말하는 '생리 전 증후군(PMS, premenstrual syndrome)'이 나타나는 겁니다. 이런 증상들은 보통 생리 이틀 전에 정점에 달하고, 생리 후에 사라집니다.

생리 전 증후군은 호르몬의 변화 때문에 발생하는데, 특히나 프로게스테론이 말썽을 많이 일으킵니다. 식욕 중추에 작용해 초콜릿과 같은 당류에 대한 갈망을 키우면서, 우울 등의 감정 변화를 유발하고, 피지 분비를 늘려 여드름을 만드는 거죠. 몸이 붓는 것 같은 느낌도 프로게스테론이 원인으로 추정되고 있습니다. 이를 해결하기 위해 약학자들은 다양한 연구를 했지만, 정상적인 생리 주기에 의한 자연스러운 현상이라 딱히 방법이 없었죠.

그런데 이 관점을 뒤집어 해결 방법을 찾은 사람들이 있었습니다. 프로게스테론 대신 비슷한 효과를 내는 합성 프로게스테론으로 만든 피임약을 복용하면, 원래 프로게스테론보다 인체에 약한 효과를 낼 수도 있지 않겠느냐는 생각을 한 것입니다. 그런데 합성 프로게스테론이라니, 그건 뭘까요? 프로게스테론과는 어떻게 다른 걸까요?

2세대? 3세대? 무슨 피임약을 먹어야 하나

약효를 보려면 약을 몸속에 넣어야겠죠. 제일 흔한 방법은 약을 먹는 것이고, 주사를 통해 약을 직접 혈관이나 근육에 주입하는 방식도 있습니다. 연고나 파스같이 피부를 통해 흡수되도록 하는 방법도 있고요. 이 중에서는 주사의 효과가 제일 직접적이고 뛰어나긴 하지만, 편의성과 안전성의 측면에서 입으로 먹는 의약품을 따라갈 수 없습니다. 그래서 피임약도 경구(oral)피임약 형태를 택했습니다.

그런데 한 가지 문제가 있었습니다. 프로게스테론을 약의 형태로 먹으면, 먹은 양의 6~8% 정도만 몸에 흡수됐던 겁니다. 약효를 내려면 그야말로 엄청난 양을 먹어야 했죠. 그래서 분자구조를 약간 바꿔

프로게스테론 | 프로게스테론과 유사한 구조의 다양한 합성 프로게스테론

봤습니다.

위의 그림에서 프로게스테론과 합성 프로게스테론을 비교해 보세요. 비슷하면서도 다르죠? 이렇게 인체에 잘 흡수되도록 프로게스테론의 분자구조를 변형시켰더니 효과가 있었습니다. 단점이 있다면 초기에 개발된 피임약들은 남성호르몬인 테스토스테론 수용체와 아주 약간의 친화성이 있어서, 의도치 않은 부작용이 종종 나타났다는 점입니다. 몸에 털이 많아진다든지, 여드름이 난다든지 하는 식으로요. (참고로 초기에 개발된 1세대 경구피임약은 고용량의 에스트로겐을 사용한 것인데, 부작용이 매우 심해 지금은 쓰이지 않습니다. 이는 피임약이 몸에 나쁘다는 오해가 지금까지 만연한 원인이기도 합니다.) 합성 프로게스테론이 포함되기 시작한 피임약을 2세대 경구피임약이라고 하는데, 미니보라®나 에이리스®가 여기 해당합니다. 약학자들은 여기서 다시 구조를 개선해, 3세대 경구피임약을 내놨습니다. 머시론®이나 마이보라®로 대표되는 3세대 경구피임약은 앞서 설명한 부작용을 더욱 줄였습니다. 약을 먹었을 때 피부 트러블이 심해지고 체모가 늘어나는 증상은 거의 사라졌죠.

4세대 경구피임약은 여기서 한발 더 나아갔습니다. 이 피임약은 기존에 쓰이던 합성 프로게스테론들과 달리 드로스피레논(drospire-none)이라는 새로운 성분을 사용합니다. 3세대 피임약이 2세대 피임약에 비해 여드름 발생이나 체모가 더 나는 부작용을 개선했다면, 드로스피레논은 생리 전 증후군을 유발하지 않는 작용까지 할 수 있습니다. 프로게스테론의 대타 역할을 수행하면서도, 생리 전 증후군을 완화하는 작용까지 하게 된 거죠. (참고로, 4세대 경구피임약은 병원에 가서 처방을 받아야만 구매할 수 있습니다.)

그런데 피임약의 부작용을 이야기하면서 '혈전'을 만들 가능성이 있다는 말을 들어 보셨을 겁니다. 혈전은 혈관 속에서 피가 굳어진 덩어리를 말하는데요. 급작스러운 죽음을 유발한다는 점에서 무척 위험합니다. 실제로 3세대 이상 경구피임약을 복용할 때 혈전 생성의 위험성이 커진다는 것이 밝혀졌습니다. 경구피임약을 복용하지 않는 여성의 경우 인구 1만 명당 4명 정도에서 혈전이 발생하는데, 2세대 피임약을 복용한 경우는 1만 명당 6명, 3세대 피임약과 4세대 피임약을 복용한 경우는 1만 명당 13~14명 정도로 혈전 위험성이 커졌죠. 혈전 발생 위험을 방지하려면 2세대 경구피임약을 선택하는 편이 더 적절합니다. 하지만 2018년 기준 교통사고 발생 건수가 인구 1만 명당 42명인 점을 고려하면, 혈전 위험성 때문에 4세대 피임약을 배제할 필요성은 크지 않아 보입니다. 평소 생리 전 증후군으로 일상에서 겪는 고통이 크다면 약을 먹는 것이 더 나은 선택지입니다.

내 몸에 딱 맞는 피임약을 찾아보자

앞서 잠깐 살펴보았듯 복용 시에 얻을 수 있는 부수적인 효과가 피임약마다 조금씩 다릅니다. 무엇보다도 자신의 몸에 맞는 제품을 선택해야 하죠. 전문가와 상담하는 편이 제일 좋습니다만, 약국이나 병원에 들르기를 부담스러워하는 분들도 분명 있습니다. 그런 분들에게 제가 정리한 이 정보가 유용한 참고 자료가 되었으면 좋겠습니다. 아까도 말씀드렸듯 4세대 경구피임약은 병원 처방을 받아야만 하니, 그점 참고해 주시고요.

세대	성분	제품명	장점	단점	구매 방법
2세대	레보노르게스트렐 (levonorgestrel)	에이리스	혈전 발생 위험성 낮음	여드름 발생 체모 증가 고지혈증 위험	약국 구매
		미니보라			
		쎄스콘			
		라니아			
		트리퀼라			
		애니브			

3세대	데소게스트렐 (desogestrel)	머시론	여드름 발생 적음 체모 증가 적음 고지혈증 위험 적음	혈전 위험성이 2세대보다 큼	약국 구매
		보니타			
		쎄스콘미니			
	게스토덴 (gestodene)	마이보라			
		센스리베			
		미뉴렛			
		멜리안			
		디어미			
4세대	드로스피레논 (drospirenone)	야즈	여드름 발생 없음 체모 증가 없음 고지혈증 위험 적음 월경 전 증후군 증상 개선	혈전 위험성이 2세대, 3세대보다 큼	병원 처방
		야스민			
	디에노게스트 (dienogest)	클래라	여드름 발생 없음 체모 증가 없음 월경 과다 개선		

오늘도 약을 먹었습니다

임신중절을 금지하면 출산율이 증가한다?

2019년 4월 11일, 우리나라 헌법재판소에서 중요한 판결을 내렸습니다. 현행 낙태죄가 헌법과 합치하지 않는다는 결정을 내린 겁니다. 임신중절 허용 시기를 두고 이견이 있었지만, 임신중절 자체는 허용해야 한다는 거죠. 그런데 일부 단체들은 법적으로 임신중절이 가능해지면 출산율이 더욱 떨어질 것이라며 반대 의견을 냈습니다. 정말 그럴까요?

그 주장이 타당한지 검증하려면 임신중절은 물론이고 콘돔을 비롯한 피임 기구와 경구피임약까지 모두 금지한 다음, 출산율이 어떻게 변하는지 확인하는 편이 가장 빠르겠죠. 이렇게 극단적인 정책을 펼친 나라가 어디 있냐고요? 남유럽 국가인 루마니아의 독재자 니콜라에 차우셰스쿠 Nicolae Ceausescu, 1918~1989가 정확히 그런 정책을 폈습니다. 루마니아에서는 1966년부터 1989년까지 강력한 피임 금지와 더불어 임신중절 금지 정책이 시행됐죠.

처음 몇 년은 독재자의 의도대로 흘러가는 듯했습니다. 실제로 출산율이 높아지고 인구가 증가했으니까요. 하지만 아이가 생기는 대로 다 낳을 수는 없었습니다. 피임이라는 선택지도 사라졌으니 결국

많은 여성들이 불법 낙태 시술소를 찾아야 했죠. 불법 낙태 수술을 하는 과정에서 사망하는 여성이 많았음은 물론입니다. 낙태 금지법이 시행되고 10년 사이에 루마니아의 낙태로 인한 사망률(abortion mortality rate)이 800% 가까이 증가했다는 통계도 있습니다. 이와 더불어 고아원에 맡겨지는 아이도 나날이 늘어 갔고요.

비슷한 시기 미국에서는 정반대의 일이 벌어졌습니다. 1972년부터 미국 모든 주의 미혼 여성이 경구피임약을 사용할 수 있게 되었죠. 그전까지 몇몇 주에서는 미혼자뿐만 아니라 기혼자도 경구피임약 이용에 제한을 받고 있었거든요. 피임약 이용이 합법화되면서 미국에서는 여성의 사회참여가 폭발적으로 증가하기 시작했습니다. 일례로 1970년 미국의 의학 전문 대학원, 법학 전문 대학원 신입생 중 여성의 비율은 고작 10% 수준이었습니다. 그런데 연방 대법원의 판결과 함께 다양한 경구피임약의 보급이 이루어지자 10년 뒤인 1980년에는 신입생 중 여성의 비율이 3배 이상 가파르게 치솟았습니다.

여성의 사회참여가 늘어났으니 혹시 출산율이 급격히 떨어지진 않았냐고요? 그렇지 않습니다. 차우셰스쿠의 끔찍한 정책이 끝난 1990년부터 두 나라의 출산율을 비교하면 흥미로운 결과가 나옵니다. 루마니아의 출산율은 1990년 1.83명에서 계속 떨어지기 시작해 2000년에는 1.30명까지 내려갑니다. 반면에 미국의 출산율은 1990년 2.08명에서 2000년 2.06명으로 소폭 하락하는 것에 그쳤죠. 여성의 사회참여가 늘어나며 전보다 출산율이 감소하긴 했지만, 한 가정에 두 명 정도의 자녀는 낳는 안정기에 접어든 겁니다. 물론 이렇게 된 원인을 무조건 경구피임약 보급 때문이라고 볼 수는 없습니다. 출산을 장려하는 미국의 사회적 분위기, 출산율이 높은 히스패닉계 여성의 미국 이주 등도 영향을 미쳤죠. 하지만 적어도 경구피임약의 보급이 여성의 인권을 보장하고, 안정적인 가족 계획을 할 수 있게 도왔으며, 사회참여를 활발하게 했다는 점에는 이견이 없을 겁니다.

2019년 헌법재판소 판결로 인해 한국에서도 많은 것들이 바뀌리라 생각됩니다. 생명 윤리와 관련 있는 문제인 만큼 깊은 논의가 필요하겠죠. 그렇지만 가장 우선시해야 할 것은 임신의 주체가 되는 여성의 선택권과 건강 문제일 겁니다.

03 | 식욕억제제

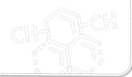

몇 년간 빅데이터에 대한 관심이 꾸준히 높아지며, 구글이나 네이버 같은 대형 포털 사이트들은 자사의 검색 빅데이터를 공개하고 있습니다. 특정 키워드를 입력하면 사람들이 시기에 따라 그 키워드를 얼마나 검색했는지, 다른 키워드와 어떤 관계가 있는지 보여 주는 식이죠. 이는 선거에서 당선 후보를 예측하거나, 시장 트렌드를 분석하는 등 다양한 곳에 활용됩니다. 이런 데이터는 종종 재미있는 현실을 보여 주기도 합니다. 예를 들면, '다이어트'라는 키워드가 가장 많이 검색되는 시기는 5월 중순부터 6월 중순까지예요. 본격적으로 수영복을 입기 직전, 잔인한 계절의 초입입니다.

우리는 평소에도 체중에 대한 압박을 느끼며 삽니다. 우리 사회는 기왕이면 통통한 것보단 날씬한 것을 선호하거든요. 이런 압박은 젊을수록 심하고, 여성이 남성에 비해서 비난에 더 노출되는 경향이 있습니다. 일부는 다이어트를 위해 식욕억제제를 찾기도 하죠. 하지만 정작 이 약에 대해서 제대로 이해하고 있는 분들은 드뭅니다. 가까운 지인을 통해 알음알음 전해 들은 정보나, 인터넷에서 읽은 다이어트 경험담 정도가 전부죠. 왜 이런 일이 벌어진 것일까요? 명확한 이유를

오늘도 약을 먹었습니다

Anorexiant

짚어 내긴 힘들지만 나름의 추정은 있습니다.

과체중이거나 비만한 사람은 체형에 대한 비판뿐만 아니라 나태함이나 탐욕에 대한 질책까지도 견뎌야 하는 경우가 많습니다. 타인의 외양을 두고 입에 올리는 것은 썩 적절치 못한 일이죠. 그런데 체형을 근거로 성격이나 삶의 태도, 가치관까지 부정적인 방향으로 지레짐작을 당하는 일이 잦다는 것은 더욱 심각한 문제입니다. 일종의 사회적 낙인(social stigma)이 발생하는 것이죠. 과체중에 대한 사회적 낙인이 존재하니 식욕억제제 사용 경험도 제대로 공유되지 못하고 있습니다.

비만과 식욕억제제에 대해 제대로 이해하기 위해서는 식욕에 대한 이해가 먼저 이루어져야 합니다. 식욕은 왜 생길까요? 또 식욕억제제는 어떻게 작용할까요?

왜 나는 식욕을 느끼는가

식욕은 생존에 필수적인 신호 전달 체계입니다. 식물처럼 광합성을 통해 햇빛과 공기로 영양분을 얻을 수 있으면 편하련만, 동물에 속하는 인간은 생존에 필요한 에너지를 얻기 위해 음식을 먹어야 하는 운명이죠. 그런데 언제 음식을 먹어야 하는지 제때 알기란 그리 쉬운 일이 아닙니다. 몸에 에너지가 얼마나 흡수됐는지, 혹은 에너지가 지방 등의 형태로 얼마나 저장되어 있는지를 알고 조절해야 하니까요. 대체 어떻게 알 수 있냐고요? 우리 몸은 두 가지 간접적인 방식으로 인체의 에너지 양을 측정합니다.

첫 번째는 가장 단순한 방식으로, 소화기관 내의 음식물을 인식하는 겁니다. 음식물이 들어오면 소화기관에서는 식욕을 억제하라는 신호를 보내고, 음식물이 없는 공복 상태에서는 식욕을 촉진하라는 신호를 보내죠. 공복 상태에서 분비되는 그렐린(ghrelin)이 대표적인 식욕 촉진 호르몬입니다. 이 호르몬은 위와 소장 등 다양한 소화기관에서 분비되죠. 반대로 음식물이 들어오면 우리 몸은 GLP-1이나 콜레시스토키닌(cholecystokinin) 같은 식욕 억제 호르몬을 분비하여, 우리가 더 이상 음식을 먹지 않게 유도하죠. 이런 단순한 방식 덕분에

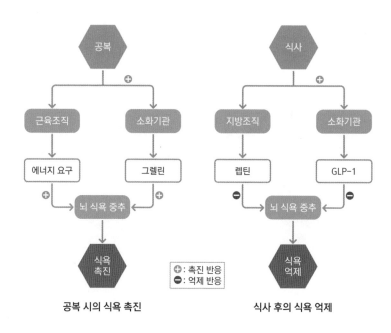

공복 시의 식욕 촉진　　　　**식사 후의 식욕 억제**

그림 범례:
⊕ : 촉진 반응
⊖ : 억제 반응

곤약 젤리 같은 칼로리가 적은 가짜 음식도 허기를 달래 줄 수 있는
겁니다. 물론 칼로리가 높은 누텔라를 한 통 다 퍼먹을 위험성도 있
지만요.

　두 번째는 에너지 비축량을 파악하는 방식입니다. 우리 몸의 지방
세포에서는 렙틴(leptin)이라는 호르몬이 분비됩니다. 렙틴은 그렐린
과 마찬가지로 뇌의 식욕 중추에 작용하는데, 그렐린과는 반대로 식
욕을 억제하는 역할을 하죠. 렙틴의 분비량은 몸에 있는 지방조직의
양에 비례합니다. 지방의 형태로 비축된 에너지가 많다면, 렙틴이 분
비되어 불필요한 허기를 느끼지 않도록 막아 주죠. 반대로 지방의 양

이 줄어 렙틴 분비량이 감소하면, 식욕 억제 정도가 줄어들기 때문에 더 많이 먹게 되는 식이죠. 그런데 좀 이상합니다. 이런 방식으로 식욕이 조절된다면 체지방량이 높은 비만 환자들일수록 식욕을 덜 느껴야 할 것 같은데, 대부분의 비만 환자들은 식욕이 무척 왕성하거든요. 여기에 비만의 비극이 있습니다.

몸에 지방세포가 늘어나 렙틴 분비량이 지속적으로 증가하다 보면, 어느 순간 임계점을 넘어 렙틴에 의한 식욕 억제 신호가 제대로 작동하지 않게 됩니다. 신호체계가 망가져 버리는 거죠. 결과적으로 지방의 양이 더 늘어나도 식욕은 억제되지 않고, 고삐 풀린 식욕으로 인해 비만이 발생하게 됩니다. 이를 해결하기 위해 다양한 식욕억제제들이 개발되었습니다.

마약이 살을 뺀다? 식욕억제제의 찜찜한 기원

현대적인 의미로 사용된 최초의 식욕억제제는 1933년에 상용화된 벤제드린®이라는 제품입니다. 처음에는 기관지 확장제로 시판되다가, 졸음 방지와 우울증에도 효과가 있어서 일종의 피로 회복제로 소비되기 시작했습니다. 1940년대에 들어서는 이 약이 체중 감량에도 효과가 있다는 사실이 밝혀졌죠. 벤제드린®을 복용하면 우리 몸은 아드레날린이 분비될 때처럼 각성 상태에 이르는데, 그러면 몸의 대사량이 증가하고 식욕도 줄어들거든요. 졸음과 피곤함을 쫓아 주고, 배가 덜 고파 살도 빠지니 벤제드린®의 인기는 날로 높아졌습니다. 그런데 여기에는 한 가지 문제가 있었습니다. 이런 환상적인 효과를 내는 벤제드린®의 주된 성분이 암페타민(amphetamine)이라는 마약류였거든요.

벤제드린®이 판매되던 당시는 마약류에 대한 위험성이 제대로 연구되지 않던 때였습니다. 암페타민 계열의 약을 오랜 시간 복용했을 때 어떤 효과가 나타나는지 잘 몰랐기에, 사람들은 벤제드린®을 장기 복용하면서 다양한 증상들을 겪게 되었죠. 극도의 흥분 상태가 유도되어 심박 수가 엄청나게 빨라지는 경우도 있었고, 각성 효과로 피곤함과 식욕을 잊고 잠을 자지 않다가 쓰러지는 경우도 속출했습니다. 소수이긴 하지만 심한 경우 뇌의 신경 회로에 문제가 생겨, 정신 질환이 발생하기도 했죠. 이런 이유들 때문에 암페타민을 대체할 다른 다이어트 약의 필요성이 커졌습니다. 곧 암페타민과 비슷한 방식으로 작용하면서도 약효가 훨씬 약하고 상대적으로 안전한 약들이 개발됐습니다. 이것이 현재 판매되고 있는 '중추신경 자극성 식욕억제제'들의 기원입니다.

가장 먼저 상용화된 성분이 펜터민(phentermine)입니다. 리본 모양의 알약으로 유명한 디에타민® 같은 제품이 이런 성분의 약이죠. 펜터민과 비슷한 성분으로 펜디메트라진(phendimetrazine)도 있습니다. 디에트® 같은 제품이 이 성분으로 된 약이죠. 펜터민과 펜디메트라진 모두 암페타민과 유사한 방식으로 식욕을 떨어뜨립니다. 하지만 이 성분의 약을 복용할 때도 주의할 점이 있습니다. 장기 복용해서는 안 된다는 것이죠. 암페타민보다 정도가 훨씬 약하기는 하지만, 이들 약도 비슷한 부작용을 불러옵니다. 심장박동 수를 높이고, 몸을 흥분 상태로 만들죠. 커피를 많이 마셨을 때처럼 잠이 오지 않게 되고요. 그래서 이 약들은 길어도 3개월 이내로만 사용해야 합니다.

암페타민 계열과는 다른 방식으로 식욕을 억제하는 약도 있습니다. 2012년에 미국 식품의약국 FDA에서 신약 승인을 받은 벨빅®이라는 제품과 2014년에 승인받은 콘트라브®라는 제품이죠. 벨빅®의 성분인 로카세린(lorcaserin)은 뇌의 식욕 중추가 포만감을 느끼는 경로를 그대로 이용해서 식욕을 줄이는 방식으로 작용합니다. 우리 몸의 신경세포는 세로토닌(serotonin)이라는 신경전달물질을 사용해 여러 신호를 전달하는데, 이 약은 뇌의 식욕 중추에 있는 특정 세로토닌 수용체를 자극해 포만감을 느끼게 하죠. 그렇지만 작용 기전과 별개로 이 약이 의도치 않게 발암 위험을 높인다는 것이 밝혀지며, 2020년 시장에서 퇴출당했습니다.

콘트라브®는 부프로피온(bupropion)과 날록손(naloxone)이라는 기존 약물을 혼합한 제품인데, 이 중 부프로피온은 금연 보조 약물로 사용되던 성분입니다. 약학자들이 부프로피온의 새로운 쓰임새를 발견한 건데요. 콘트라브®에서 부프로피온이 식욕 중추의 식욕 억제 경로를 활성화하면 날록손은 이를 보조해 식욕 억제 효과가 더욱 오래가도록 해 주죠. 암페타민 계열의 식욕억제제보다 안전성이 높아 오래 쓸 수 있는 편입니다. 그렇지만 벨빅®과 콘트라브® 역시 중추신경계에 직접 영향을 주는 약입니다. 복용할 때는 의사·약사와 충분한 상담이 필수적입니다.

당뇨병 치료제의 획기적 변신, 삭센다®

지금까지의 식욕억제제와는 달리, 식욕 억제 기능의 호르몬을 이용하는 유형의 식욕억제제도 있습니다. 한때 품절 사태를 빚을 정도로 이슈가 되었던 삭센다®죠. 앞서 인간의 소화기관에 음식물이 들어오면, 몸에서는 이를 인식해 GLP-1·콜레시스토키닌 등의 식욕 억제 호르몬을 분비한다고 말씀드렸습니다. 모두 뇌의 식욕 중추에 작용해서 식욕을 억제하는 역할을 하는 호르몬입니다. 단순하게 생각해서, 이 호르몬들을 그대로 복용하면 식욕이 억제될 것 같지 않나요? 하지만 안타깝게도 여기에는 큰 난관이 있습니다. 이런 유형의 호르몬은 단백질로 구성되어 있어서 입으로 먹으면 고기처럼 소화되고, 주사로 맞더라도 몸에서 금방 분해되어 버리거든요. 이런 단점 때문에 식욕 억제 호르몬을 이용한 다이어트약은 개발되지 못하고 있었습니다.

다행히도 약학자들은 GLP-1을 활용할 방안을 찾아냈습니다. GLP-1은 주사제 형태로 맞더라도 몸에서 너무 빠르게 분해되어서 문제였는데, 이보다 훨씬 더 오래 지속되는 유사한 구조의 물질을 개발한 거죠. 이게 삭센다®의 성분인 리라글루티드(liraglutide)입니다. 원래 삭센다®는 평범한 당뇨병 치료제였습니다. GLP-1이 혈당 조절 과정에도 관여하거든요. 그러다 2014년에 미국 FDA가 약을 새로운 유형의 비만 치료제로 승인하면서 유명세를 떨치게 되었죠. 이 약은 당뇨병 환자들이 인슐린 주사를 맞듯이, 직접 펜 모양의 주사기로 배 부위의 피부에 약을 주사하는 방식으로 사용됩니다. 입으로 삼킬 수 있으면 좋겠지만 소화기관을 지나가며 분해되다 보니, 흡수율이 너무 낮아 현재는 주사제가 유일한 선택지죠.

앞서 중추신경계에 직접 작용하는 식욕억제제제들이 불면증·긴장·과도한 흥분 등 다양한 정신 신경계 부작용을 불러온다고 설명드렸습니다. 작용 원리가 다른 삭센다®는 그런 부작용이 거의 발생하지 않습니다. 다만 드물게 발생하는 치명적인 부작용이 보고된 바는 있습니다. 정확한 원인은 알 수 없으나, 원래 GLP-1이 작용하는 부위 중 하나인 이자(pancreas)에 급성 염증이 생기는 사람들이 일부 관찰된 겁니다. 1% 미만의 환자에게서 나타나는 매우 드문 부작용이긴 하지만, 주의할 필요는 있습니다. 자칫하면 인슐린이 분비되는 중요한 장기인 이자에 손상이 올 수 있으므로, 삭센다®를 사용한 뒤부터 복부나 허리 통증이 생기면 약 사용을 즉시 중단하고 병원을 찾아 검사를 받아야 합니다. 주사 형태로 맞아야 하는 약이라 10만 원 중반대로 비싸다는 것도 단점이라면 단점이죠. 그런데 체중 조절을 위해 이런 약들을 꼭 복용해야 하는 걸까요?

당신은 비만이 아니다

현실에서는 전혀 지켜지지 않고 있긴 하지만, 위에 언급한 모든 식욕억제제는 사용 기준이 정해져 있습니다. 미국 FDA는 물론이고 우리나라 식품의약품안전처(식약처)에서도 이런 약들의 사용 대상은 체질량지수(BMI)가 30이 넘는 병적인 비만 환자에 한합니다. BMI는 몸무게(kg)를 키(m)의 제곱으로 나눈 수치예요. 2017년을 기준으로 하여 20대 남성의 평균 키가 173.8cm이니, BMI가 30이 넘으려면 그 키에 약 90kg을 넘어야 합니다. 20대 여성의 평균 키인 161.5cm로 계산하면 약 80kg을 넘는 사람만 식욕억제제의 사용 대상이 되는 거예요.

BMI 수치 30이 넘는 비만 환자들은 당뇨병이나 고혈압의 위험성은 물론이고, 다른 질환에도 무척 취약합니다. 현대 의학은 질병이 발생하기 전에 미리 관리하는 편이 훨씬 더 낫다는 결론을 얻었으니, 당연히 비만도 적극적으로 치료하는 편이 좋습니다. 보통은 식습관이나 운동 등의 생활 습관을 개선하는 것으로 해결되지만, 그렇지 않은 경우에는 약물의 도움이라도 받는 편이 낫죠. 그런데 실제로는 비만이 아닌데도 본인을 비만이라고 여겨 위험한 다이어트 방법을 시도하거나 식욕억제제를 찾는 사람이 훨씬 더 많습니다. 본인이 아름답다고 생각하는 방식으로 체형을 가꾸려는 시도를 비난할 수는 없습니다. 하지만 의학적으로 봤을 때 질병 수준이 아니라면, 식욕억제제를 찾기 전에 한 번 더 고민해 봤으면 좋겠습니다. 정말 내가 원해서 그 약을 찾는지, 아니면 남들이 원해서 찾는 건지를 말입니다.

하나 더 말씀드리고 싶은 게 있습니다. 병적인 수준의 비만을 앓는 이들에게는 이를 유발한 다른 기저 원인이 있는 경우가 많습니다. 지나치게 스트레스를 많이 받는 환경에 노출되어 있거나, 우울증 같은 정신 질환으로 인해 본인의 의지와 무관하게 폭식하는 등의 경우죠. 이런 사실을 간과한 채 '비만은 의지의 문제'라고 손가락질해도 될까요? 무심코 던진 나의 말 한마디로 상대방은 커다란 상처를 입을 수 있다는 사실을 기억했으면 합니다.

다이어트 한약에는 뭐가 들어 있을까?

다이어트 시장에는 앞서 언급한 식욕억제제 외에도 다양한 제품들이 있습니다. 제니칼® 같은 약에는 소장에서 지방이 소화·흡수되는 것을 막는 성분인 오르리스타트(orlistat)가 들어 있습니다. 이 약은 평소대로 식사하더라도 지방 흡수량을 줄이는 독특한 방식으로 작용하죠. 단점이라면 흡수되지 못한 지방이 대변으로 배출되어 일명 '기름똥'이라 불리는 지방 성분이 많은 대변을 보게 되고, 장내 미생물이 지방을 대사하는 과정에서 악취가 발생해 대변 냄새가 고약해진다는 것 정도가 있습니다. 이 외에도 몸에서의 지방 대사를 억제하는 천연물 성분인 가르시니아 추출물 등 기타 다양한 유형의 체중 조절 식품이 존재합니다. 그중 단연 큰 비중을 차지하는 것은 '한약'일 겁니다. 과거 한의원 매출의 핵심은 보약이라 불리는 유형의 한약이었습니다. 그러다 여러 사회 변화가 맞물리며 보약 시장이 급격히 축소되었고, 미용을 중점적으로 관리하는 한의원이 늘어나게 됐죠. 다이어트 한약도 이 바람을 타고 인기를 끌게 되었고요.

국내 한약 정책상 한의사들은 한의서에 근거를 둔 처방이라면 비교적 자유롭게 처방을 수정할 수 있는 고유의 권한을 가지고 있습니다. 그래서 최소한의 공통분모는 있어도 한의원마다 처방은 조금씩 다를 수밖에 없습니다. 게다가 한의원 입장에서는 일종의 '영업 비밀' 이라고 할 수 있는 한약 조제 방식을 공개하고 싶지 않겠죠. 개별 한의 원에서 처방하는 다이어트 한약이 어떤 조합인지는 처방한 한의사만 알고 있는 상황입니다. 하지만 공통적으로 쓰이는 한약재는 있습니다. 바로 '마황'입니다.

마황은 고대 중국에서부터 사용되던 오래된 한약재로, 사람의 몸 에 열이 나게 하는 성질이 있다고 알려져 왔습니다. 현대에 들어 마황 의 성분을 분석해 보니, 그런 효과를 내는 이유는 에페드린(ephedrine) 이라는 성분 때문이었습니다. 에페드린은 암페타민과 유사하게 신경 을 자극하는 방식으로 몸에 열을 내고, 심장을 빨리 뛰게 하는 각성제 기능을 수행하죠.

이런 성질 때문에 원래는 몸이 으슬 으슬하게 추운 몸살감기에 처방하는 한 약에 쓰이곤 했는데, 암페타민 계열의 식 욕억제제와 동일한 방식으로 식욕을 억 제할 수 있다는 사실이 뒤늦게 밝혀졌습 니다. 에페드린도 암페타민 구조를 포함 하는 물질이라, 효과가 조금 떨어져도 식 욕억제제인 펜터민과 비슷한 작용을 보 이죠.

물론 다이어트 한약에는 마황 외에 도 다른 한약재들이 들어가고, 그 조합에 따라 다른 생리작용이 나타날 수 있습니

〈암페타민〉

〈펜터민〉

〈에페드린〉

다. 하지만 마황의 핵심 성분인 에페드린은 결국 암페타민 계열의 식욕억제제와 동일한 방식으로 식욕을 억누르는 약이고, 부작용 역시 유사합니다. 다이어트 한약이 특별히 더 살을 빼는 데 도움이 되는지에 관해서는 판단하기 힘듭니다. 분명한 것은 다이어트 한약 역시 3개월 이상 장기간 복용할 때에는 주의해야 한다는 사실입니다.

식욕억제제

04 | 탈모 치료제
Hair Loss Treatments

가끔 남자들끼리 모이면 대체 무슨 이야기를 하냐는 질문을 받을 때가 있습니다. 어릴 때는 같이 하는 게임을 주제로 대화했지만, 직장에 다니는 친구들이 늘어날수록 일이나 재테크가 자주 화제에 오르내리더라고요. 20대 후반에 들어서면 화제가 되는 것이 하나 더 있습니다. 젊은 남성들의 마음속 깊은 곳에 자리한 커다란 공포 중 하나인 '탈모'죠. 그 나이 즈음이면 친구 중 한 명은 으레 탈모를 겪거든요.

탈모가 생기면 나름대로는 고민하고, 인터넷 검색도 해 봅니다. 그렇지만 약은 생각보다 비싸고, 부작용에 대한 과장 섞인 글들은 다른 종류의 공포심을 부추기기만 해요. 그러다 SNS에서 과장 광고를 하는 이상한 제품에 속는 사람도 나옵니다. 이런 분들을 위해 이번에는 탈모 치료제에 대한 정보를 담아 봤습니다. 탈모는 왜 생기고, 어떻게 치료해야 하는 걸까요?

오늘도 약을 먹었습니다

솜털과 성숙털, 그리고 머리카락

먼저 머리카락이 무엇인지부터 짚고 넘어갑시다. 우리 몸에 나는
털은 크게 두 종류로 나눌 수 있습니다. 하나는 솜털(vellus hair)이고,
다른 하나는 성숙털(terminal hair)이죠. 솜털은 온몸을 고르게 덮고
있는 얇고 짧은 털입니다. 털에 색을 부여하는 멜라닌 색소가 거의
없어 색이 연하다 보니 얼핏 보면 알아보기도 힘듭니다. 이와 반대로
멜라닌 색소가 풍부해 뚜렷한 색을 나타내면서 굵고 길게 자라는 털
이 성숙털이에요. 음모나 겨드랑이털은 물론이고 눈썹·수염·머리카
락같이 흔히 털이라고 부르는 것은 모두 성숙털의 일종입니다. 다만
솜털과 성숙털 모두 모낭(hair follicle) 속 털망울에서 열심히 돋아나
자란다는 공통점은 있죠.

그렇다면 털은 어떻게 자랄까요? 손톱처럼 끊임없이 자라겠거니
짐작하는 분들도 있지만, 실제로는 그렇지 않습니다. 우리 몸의 털은
총 세 단계 삶의 과정을 거칩니다. 첫 번째는 성장기로, 털이 길게 자
라나는 과정입니다. 눈썹이 머리카락처럼 길게 자라나지 않는 이유
는, 눈썹의 성장기가 머리카락에 비해서 짧기 때문이죠. 두 번째는 털
이 자라는 토대가 되는 털망울이 몇 주에 걸쳐 천천히 퇴화하는 시기

인 퇴행기입니다. 퇴행기가 지나면 모낭의 활동이 중단되는 세 번째 단계인 휴지기가 세 달 정도 지속되는데, 이때 기존에 자라던 털이 빠지고 다음 성장기에 자라날 새로운 털망울이 생겨납니다. 이 과정이 계속 순환되죠.

흥미롭게도 모낭은 한 가지 형태로 계속 고정된 것이 아닙니다. 사춘기 시기를 떠올려 보세요. 음모나 겨드랑이털이 난 자리에는 원래 그런 형태의 성숙털이 자라고 있지 않았습니다. 사춘기가 되면 그 위치에 있는 모낭에 성호르몬이 작용해서, 솜털이 자라던 모낭을 성숙털이 자라는 모낭으로 바꿔 버립니다. 남성의 경우는 음모나 겨드랑이털 외에도 몸 곳곳의 솜털을 성숙털로 바꾸는 작용이 나타나고, 결과적으로 다리털이나 가슴 털같이 남성에게 특징적인 몸털이 발생하게 되죠.

그런데 이와는 정반대로, 성숙털이 자라던 모낭이 솜털이 자라는 모낭으로 퇴화하기도 합니다. 숱한 남성들을 눈물 흘리게 하는 '탈모'가 바로 이런 형태로 모낭이 바뀌는 경우입니다.

머리카락이 솜털로 바뀌는 이유는?

대머리 남성은 성적 능력이 뛰어나다는 속설을 들어 본 적 있나요? 초기에는 남성호르몬인 테스토스테론이 과도하게 분비되어서 탈모가 발생한다고 생각했습니다. 어린 시절에 거세한 남성들한테서는 탈모 증상이 나타나지 않았기 때문에 막연히 그렇게 짐작했던 거죠. 그래서 탈모가 진행된 남성은 남성호르몬이 많고 성적 능력이 뛰어나다는 식의 속설이 생긴 것입니다. 이 가설을 검증하기 위해 거세를 할 수는 없으니, 과학자들은 사고로 고환을 잃은 남성들에게 테스토스테론을 투여하였을 때 탈모에 영향이 있는지를 확인했습니다. 그런데 놀랍게도 테스토스테론은 범인이 아니었습니다. 사춘기 이후에 고환을 잃은 남성들에게 남성호르몬을 공급하면 탈모가 발생했지만, 사춘기 이전에 고환을 잃은 남성들에게 남성호르몬을 공급했을 때는 탈모가 발생하지 않았거든요. 이는 남성호르몬 외에 뭔가 다른 원인이 있다는 뜻이었습니다. 탈모의 원인은 여전히 오리무중이었죠.

탈모의 열쇠를 풀 새로운 단서는 선천적으로 몸털이 자라지 않는 남성들을 연구하던 중 밝혀졌습니다. 그들의 생식기능에는 문제가 없었고, 혈중 테스토스테론 농도도 정상이었지만 유독 다리털 같은 몸털만 자라지 않았죠. 그런데 이 유형의 사람들한테서는 전혀 탈모가 발생하지 않았습니다. 원인은 모낭에 있는 효소에 있었죠. 사람의 모낭에는 5α-환원효소(5α-reductase)라는 것이 있습니다. 이 효소는 테스토스테론을 원래보다 2~3배 강력한 남성호르몬인 디하이드로테스토스테론(DHT, dihydrotestosterone)으로 바꿔 줍니다. 이때 DHT는 눈썹·팔·다리·가슴의 털을 성장시키는데, 몸에 털이 나지 않는 사람들에게는 유전적으로 이 효소가 없는 경우가 많았습니다. 즉, 5α-환원효소가 없으면 몸털이 전혀 자라나지 않는 겁니다.

그럼 탈모 환자들은 어떨까요? 조사해 보니 앞머리와 정수리 부위의 모낭에서 상당한 양의 5α-환원효소를 찾을 수 있었습니다. 이 효소로 인해 생성되는 DHT는 몸털은 성장시키지만, 특이하게도 앞머리와 정수리 부위의 털의 성장은 억제하죠. 같은 호르몬이라도 작용하는 조직에 따라 반응이 달라지기 때문에, 이렇듯 상반되는 결과가 나타나는 것입니다.

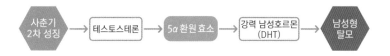

정리하면, 5α-환원효소는 몸털은 성장시키고, 머리털의 성장은 억제해 탈모를 유발합니다. 이 효소가 아예 존재하지 않는 사람들은 몸털이 거의 없는 동시에 탈모도 생기지 않겠죠. 당연히 탈모인에게는 이 효소가 많을 것이고요. 이는 남성형 탈모의 잠재적인 원인이 5α-환원효소와 DHT 때문임을 밝혀낸 상징적인 연구였죠.

5α-환원효소에 의해 강력 남성호르몬(DHT)이 만들어지면, 이 호르몬은 정수리와 앞머리 부위의 모낭에 있는 DHT 수용체에 결합해서 모낭의 성장을 억제하고 머리카락의 성장기를 억제합니다. 일반적인 머리카락의 성장기는 2~7년 정도로 무척 긴 데다, 전체 머리카락의 90% 정도는 성장기에 속해 있기 때문에 머리카락이 끊임없이 자라는 것처럼 보이죠. 그런데 DHT가 모낭의 DHT 수용체에 결합하면 성장기가 점점 짧아지게 됩니다. 또한 모낭에서 머리카락을 만드는 털망울의 성장도 억제되어, 모발이 점차 가늘어지면서 그리 오래

자라지 못하는 환경이 지속되는 거죠. 이런 변화가 이어지면 결국 모발은 성장기가 6~12주 정도밖에 안 되는 솜털과 비슷한 상태로 변화합니다. 외관상으로는 성숙털인 머리카락이 사라지게 되니, 흔히 말하는 탈모가 생기는 겁니다.

이런 잔인한 현상이 나타나는 원인 중 하나는 유전입니다. 다만 세간의 인식과는 다르게 '탈모 유전자'라는 것은 없습니다. 탈모에는 하나의 유전자가 아닌 여러 유전자가 동시에 관여하는데, 이 유전자는 아버지뿐만 아니라 어머니부터도 물려받을 수 있습니다. 그러니 할아버지가 탈모면 본인도 탈모라는 식의 속설은 사실이 아닙니다. 여성 역시 같은 방식으로 탈모에 관련된 유전자들을 물려받는데, 여성들은 남성보다 상대적으로 남성호르몬 수치가 낮아서 탈모 현상이 크게 나타나지는 않습니다. 거기다 여성호르몬은 모발 성장을 촉진하는 작용을 해서, 보통은 폐경 이후의 여성분들에게서나 흔히 말하는 여성형 탈모가 관찰될 따름이죠.

남성호르몬의 공격을 막아라!

탈모를 치료하려면 당연히 5α-환원효소를 막아야겠죠. 이에 프로페시아®라는 상품명으로 유명한 피나스테리드(finasteride)가 제일 먼저 개발되었습니다. 탈모가 발생하는 위치인 앞머리와 정수리 부위의 모낭에 분포하는 5α-환원효소를 억제하는 약입니다. 우리 몸에 있는 5α-환원효소는 1형과 2형의 두 가지 유형으로 나뉘는데, 분포하는 위치가 다릅니다. 1형 5α-환원효소는 주로 피부의 피지샘 등에 분포하여 피부를 촉촉하게 하는 등의 좋은 기능을 수행합니다. 탈모가 발생하는 위치인 앞머리와 정수리 부위의 모낭에는 주로 2형 5α-환원효소가 분포하죠. (공교롭게도 우리 몸의 전립선에도 2형 5α-환원효소가 분포합니다. 뒤에서 살펴보겠지만, 이 때문에 전립선비대증과 탈모의 치료 원리가 같습니다.) 그래서 약학자들은 2형 5α-환원효소만을 선택적으로 억제하는 약을 개발해 낸 겁니다. 아예 테스토스테론 자체를 억제하는 약을 사용해도 탈모에 어느 정도 효과를 볼 수는 있겠지만, 그러면 생식기능과 성 기능에 이상이 올 수 있습니다.

피나스테리드의 성과는 뛰어났습니다. 약효는 복용 2년까지 꾸준히 증가하다가 2년에서 정점을 찍고 쭉 유지됐습니다. 연구 결과 약을 복용한 남성 환자의 90%는 탈모 진행이 멈추었으며, 65%는 솜털 머리카락이 다시 성숙털로 바뀌었죠. 프로페시아®를 처음에 복용할 때는 털의 성장 주기를 바꾸는 과정에서 머리카락이 더 빠질 수도 있습니다. 하지만 꾸준히 먹으면 확실히 효과를 볼 수 있는 약이에요. 혹여나 성욕이 감퇴하거나 발기력이 약해지는 등의 부작용이 발생할까 봐 우려하는 분들도 있지만, 프로페시아®를 복용한 환자의 0.5% 정도에서만 그런 현상이 나타났습니다. 그마저도 초기에 잠시 나타났다가 사라지는 경우가 대부분이니, 크게 걱정하지 않으셔도 됩니다.

아보다트®라는 상품명으로 유명한 두타스테리드(dutasteride)도 피나스테리드와 비슷한 방식으로 작용합니다. 다른 점은 2형 5α-환원효소만을 억제하는 피나스테리드와 달리 두타스테리드는 1형과 2형 모두를 억제한다는 것이죠. 피나스테리드보다 강력한 약이다 보니 남성형 탈모에 더 좋은 효과를 낼 수 있습니다.[*] 물론 강력한 효과에 비례해 앞서 언급한 성 기능과 관련된 부작용을 경험할 가능성이 조금 더 커지고, 피부가 건조해지는 등의 현상이 나타날 수도 있습니다. 둘 중 어떤 약이 더 적합한지에 대해서는 명확한 결론이 나지 않은 상태입니다. 그러니 여러 요인을 고려해서 의사와 상담을 받는 것이 바람직합니다. 보통 피나스테리드로 효과를 보지 못하는 분들이 2순위로 두타스테리드를 선택하죠.

조금 특이한 방식의 약도 있습니다. 세계적으로 탈모 치료 효과가 공인된 약은 피나스테리드와 두타스테리드를 제외하면 딱 하나밖에 없습니다. 바로 미녹시딜(minoxidil)이죠. 원래 미녹시딜은 고혈압 치료제로 개발되었는데, 임상 시험을 진행하던 중 미녹시딜을 복용하는 환자에게서 다모증이 발생한다는 사실이 관찰됐습니다. 그때는 아직 피나스테리드가 개발되기 전이었으니, 약학자들은 여기서 탈모 치료제의 가능성을 보았습니다. 다만 원래 목적이 고혈압 치료제임을 감안하여, 입으로 먹는 대신에 머리가 빠지는 부위에 바르는 방식으로 적용하는 약을 만들었죠. 실제로 탈모 환자에게 미녹시딜을 바

---

[*] 5α-환원효소 1형과 2형은 주로 분포하는 위치가 다르기는 하지만, 결과적으로 두 유형 모두 DHT를 생성한다는 점에서 탈모에 악영향을 미친다. 그러므로 두 유형을 모두 억제하는 두타스테리드가 남성형 탈모에 더 좋은 효과를 보이는 것이다.

르자 증상이 완화됐지만, 아직도 이 약이 어떻게 작용하여 그런 효과를 내는지에 대해서는 잘 알지 못합니다. 그래서 미녹시딜을 주된 탈모 치료제로 사용하기보다는 피나스테리드나 두타스테리드와 병용해서 보조 치료제로 쓰는 경우가 많죠.

요즘 뜨는 탈모 제품, 믿어도 될까?

약을 먹는 것 외에 탈모를 치료할 수 있는 방법이 또 있을까요? 머리카락을 자라게 하는 것은 아니지만, 모발 이식도 하나의 해결 방법입니다. 모발 이식은 5α-환원효소가 거의 활성화되어 있지 않은 뒷머리나 옆머리의 모낭을 뽑아서 앞머리에 이식하는 시술이죠. 이 외에 모낭의 성장을 촉진하는 성장인자 주사를 놓는다거나 레이저 치료 같은 방법들도 있는데, 아직까지 제대로 효과가 입증되지는 않았습니다. 현재까지 탈모 치료 효과가 검증된 약은 피나스테리드·두타스테리드와 미녹시딜 세 가지뿐입니다. 약초 달인 물을 뿌린다거나 검은색 식품을 먹는 것은 탈모에 아무런 효과가 없고, 샴푸나 모발영양제도 보조적인 역할 외에는 큰 도움이 되지 않습니다. 일단 탈모가 시작됐다면, 탈모 전문 피부과를 방문해서 약을 처방받는 편이 치료에 제일 효과적입니다. 비싼 치료비가 걱정이라면 주변의 내과를 방문해 피나스테리드만 처방받아도 됩니다. 그 외에는 공식적으로 검증된 탈모 치료법이 없습니다.

그런데 현실에서는 다양한 사이비 제품들이 버젓이 유통되고 있습니다. 피나스테리드는 적어도 3개월 이상 장기 복용해야 효과를 볼 수 있는 약입니다. 이 때문에 중간에 포기하는 분들이 많죠. 이분들의 경험담을 듣고, 피나스테리드 대신에 과장 광고를 하는 이상한 제품으로 탈모 치료를 시작하는 사람들이 많습니다. 그러다 보면 치료의 적기를 놓칠 수 있습니다. 아예 모낭이 사라지는 중증 이상의 탈모까지 진행되는 거죠. 그때는 약을 먹어도 회복이 거의 불가능하다는 사실, 꼭 알아 두셨으면 좋겠습니다.

탈모를 인정하는 것 자체가 얼마나 심각한 스트레스와 두려움을 불러일으키는지 저도 경험으로 알고 있습니다. 하지만 부끄러움은 잠깐이고 숱은 영원합니다. 조금이라도 빨리 치료를 시작해야 최대한 많은 머리카락을 지킬 수 있습니다.

전립선비대증과 탈모 치료제는 같은 약이다

전립선(prostate)은 남성에게만 있는 내부 생식기관 중 하나입니다. 성관계 시에 남성은 정액을 여성의 질 속에 사정하게 되는데, 여성의 질은 외부 유해균의 침입을 막기 위해 약한 산성을 띠고 있습니다. 그래서 정자가 무사히 자궁 내로 도달하기 위해서는 질 내를 중화시켜야 하는데, 전립선에서 만드는 전립선액이 그 역할을 합니다. 남성이 사정할 때 전립선은 약한 염기성을 띤 전립선액을 같이 내보내고, 이로 인해 정자가 질 내에서 생존할 수 있게 해 줍니다. 전립선은 이런 필수적인 기능을 수행하는 기관이지만, 한 가지 문제가 있습니다. 나이가 들수록 전립선이 점점 부풀어 올라 결국은 전립선비대증(benign prostatic hyperplasia)이 생긴다는 것이죠.

정상 성인 남성의 전립선 부피는 약 15~30mL로, 대략 밤톨 정도의 크기라고 짐작하시면 됩니다. 그런데 나이를 먹으면 먹을수록 전립선의 크기는 계속 커져서 어느 순간 30mL를 넘어가게 됩니다. 50세 이상의 남성 50%가 전립선비대증을 앓고, 80세 이상의 남성 80%가 전립선비대증을 앓는데, 이러면 소변을 배출할 때 문제가 됩니다. 전립선은 소변이 배출되는 경로인 요도를 감싸고 있는 구조인데, 전립선이 부풀어 오르면 호스를 손으로 꽉 잡아 쥐는 것처럼 요도가 압박되어 소변을 제대로 보지 못하게 되거든요. 중년 이상의 여성들이 소변이 새는 요실금으로 고통받는다면, 중년 이상의 남성들은 소변이 제대로 나오지 않는 전립선비대증으로 괴로워합니다. 그러면 전립선비대증은 왜 생기는 걸까요?

전립선이 나이를 먹을수록 부풀어 오르는 과정은 남성형 탈모가 생기는 과정과 매우 유사합니다. 전립선 세포 내에도 5α-환원효소가 존재하는데, 정확한 과정이 규명되진 않았지만 전립선이 강력 남성호르몬인 DHT에 노출되면 지속적으로 크기가 커지는 현상이 관찰됐거든요. 나이 들어서 테스토스테론 농도가 감소하더라도 전립선에는 5α-환원효소의 활성이 무척 높은 상태라 테스토스테론을 쉽게 DHT로 바꿀 수 있고, 매년 DHT의 자극을 받은 전립선은 나이에 비례해서 계속 커집니다. 마치 나이테가 나무의 나이를 기록하며 점점 커지듯이, 남성의 전립선도 나이에 비례해서 계속 자라나는 것이죠.

이렇듯 남성형 탈모와 전립선비대증의 공통적인 원인은 5α-환원효소로 같습니다. 그러니 치료법도 같을 수밖에요. 바로 5α-환원효소를 막는 것입니다. 앞서 살펴본 탈모 치료제인 두타스테리드는 미국에서는 오직 전립선비대증에만 처방됩니다.

약을 쪼개서 먹어도 될까?

탈모에는 약 복용만 한 해결책이 없습니다만, 피나스테리드를 복용하는 비용을 부담스러워하시는 분들도 많습니다. 4주 기준으로 매일 피나스테리드 1mg을 복용하는 데 드는 비용은 약 3~5만 원 사이죠. 2020년 현재, 남성형 탈모는 미용 목적으로 분류되어 건강보험 적용을 받지 못해 약의 가격이 높은 편입니다. 그런데 똑같은 피나스테리드 성분의 약이라도 건강보험이 적용되는 경우가 있습니다. 전립선비대증은 생리적인 소변 배출 기능이 떨어지는 것이므로 질병으로 인정받아 건강보험의 혜택을 받을 수 있거든요. 일반적으로 전립선비대증에 피나스테리드를 사용할 때는 매일 5mg을 복용하게 되는데, 이때는 약값이 저렴합니다.

이 빈틈을 노려서 프로스카®와 같은 5mg짜리 약을 전립선비대증 치료 목적으로 처방받고, 5mg짜리 약 한 알을 네 개로 쪼개서 복용하는 분들이 있습니다. 아주 정확하게 네 등분이 되지는 않겠지만, 1.25mg 정도의 분량이 될 테니 이를 남성형 탈모를 치료할 목적으로 복용하겠다는 계획이죠. 일부 환자분들은 약국에서 조제를 받을 때부터 아예 약을 네 개로 쪼개 달라고 요청하기도 합니다. 이렇게 먹어도 아무런 문제가 없을까요? 큰 문제는 없겠지만, 조금 우려되는 점은 있습니다.

흔히 알약이라고 부르는 딱딱한 형태의 정제(tablet)는 겉으로는 단순해 보여도 생각보다 많은 과학기술이 집약된 물건입니다. 기본적으로 물에 들어가면 30분 이내에 완전히 녹아서 용액이 되어야만 약으로 승인을 받을 수 있거든요. 또한 녹는 속도에 따라 체내에 흡수되는 양도 달라지기 때문에 그 수치를 모두 임상 시험에서 확인하는 과정을 거치게 됩니다. 원칙적으로 약은 원래의 형태 그대로 먹어야 하고, 예외적인 경우에만 정제 표면에 그어진 선(할선)을 따라 분할 복용할 수 있죠.

그런데 프로스카® 같은 제품은 분할해서 먹을 수 있게 선이 그어진 약이 아닙니다. 이를 임의로 4등분했을 때는 실제 체내 흡수량을 명확히 담보할 수 없습니다. 호르몬 영향 의약품은 얼만큼의 양을 먹는지가 무척 중요한데, 임의로 양을 바꾸면 인체에 부정적인 결과를 나타낼 가능성이 크죠. 피나스테리드를 4등분해 먹었을 때 성욕 감퇴 등의 부작용이 없었다면 별 상관이 없겠지만, 그래도 탈모 치료를 위한 정량은 1mg이니 약을 잘라서 드시기 전에 잠재적인 부작용을 꼭 고려해 보길 권합니다.

05 | 무좀약

Antifungal

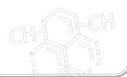

어릴 때 아버지와 함께 공중목욕탕을 자주 찾았습니다. 냉탕에서 하는 또래 아이들과의 물놀이는 즐거웠지만, 온탕에서 뜨거움을 견디다가 때를 박박 밀리는 것은 그리 유쾌한 일이 아니었죠.

한번은 더위를 참지 못하고 먼저 나와 물을 마시고 있었는데, 태어나서 처음 보는 귀여운 양말을 신은 아저씨를 발견했습니다. 발가락이 모두 붙어 있는 보통의 양말이 아니라 발가락 하나하나가 따로 분리된 신기한 모양이었죠. 다시 탕으로 돌아가서 신기한 양말을 봤다고 아버지께 자랑했더니, 아버지는 웃으시며 그게 무좀 양말이라고 알려주셨습니다. 그때는 '무좀'이 하나의 브랜드인 줄 알았는데, 나이를 더 먹고서 그게 아니란 걸 깨닫게 됐죠.

무좀으로 고생하는 분들이 꽤 많으리라 생각합니다. 무좀은 대체 무엇이고, 왜 유독 남성들이 그런 질환에 많이 걸리는 걸까요?

골칫덩어리 진균, 너를 어쩐단 말이냐

퀴즈를 하나 내 보겠습니다. 인간은 파인애플과 버섯 중에서 어떤 것과 더 비슷할까요? 파인애플이 훨씬 복잡하고 정교하게 생겼으니 사람과 더 가까울 것 같다고요? 실제로는 버섯이 우리와 더 가깝습니다. 버섯은 세포벽이라는 특수한 구조가 있다는 점에서는 식물이나 세균과 비슷한데, 식물이나 세균보다는 훨씬 인간과 비슷한 세포 구조를 가진 꽤 고등한 생물입니다. 그러니 식물인 파인애플보다는 인간과 유전적으로 가깝다고 볼 수 있죠. 식탁에 흔히 오르는 버섯은 물론이고, 화장실 세면대 밑에 숨어 사는 곰팡이, 맥주를 만드는 데 쓰는 효모 등이 모두 진균(fungus)이라는 분류에 속하는 생물들입니다.

일반적으로 진균은 인간에게 별다른 해를 끼치지 않습니다. 혹여나 해를 끼치려는 진균이 있어도 인간의 면역 기능으로 충분히 침입을 격퇴할 수 있기에 평소 크게 문제가 되지는 않습니다. 하지만 다양한 이유로 면역력이 떨어지거나 진균이 번식하기 좋은 특수한 상황이 갖춰지면, 일부는 인간의 몸에 침입하는 데 성공해 감염을 일으키죠. 세균 감염이나 바이러스 감염과 구분하기 위해 이런 감염을 진균 감염(fungal infection)이라고 부르는데, 대표적인 질환이 발 부위의 피부를 감염시키는 무좀입니다.

진균 감염은 다른 감염성 질환에 비해 발생 빈도가 높지는 않지만, 일단 걸리면 치료가 무척 어렵다는 단점이 있습니다. 보통은 무좀처럼 몸 표면의 일부를 감염시키는 데 그치지만, 일부는 몸의 내부로 침투해 감염을 일으켜 환자를 죽음에 이르게 할 수도 있거든요. 문제는 진균이 사람과 세포 차원에서 큰 차이가 나는 생물이 아니다 보니, 진균만을 선택적으로 죽이는 약물을 개발하는 것이 꽤 어렵다는 데 있습니다. 약학자들이 기어코 몇 가지 차이점을 찾아내서 이를 표적으로 하는 약을 개발하긴 했지만, 사람에게도 적잖은 피해를 줬죠. 오늘날 주로 쓰이는 항진균제들은 그나마 인간에게 미치는 피해가 적은 것들입니다. 대체 항진균제가 무엇이기에 이런 부작용들이 나타나는 걸까요?

진균 세포의 막을 터뜨려라!

나중에 항생제에 대해 설명하면서 더 상세히 다루겠지만, 세균 세포는 인간 세포와 차이점이 많아서 약을 통해 세균에게만 타격을 입힐 방법이 상대적으로 많았습니다. 그렇지만 진균 세포는 인간 세포와 너무 비슷한 점이 많아, 이런 방법을 그대로 적용하기가 어렵습니다. 진균은 인간이 단백질을 합성하는 것과 같은 방식으로 단백질을 합성하고, 인간과 비슷한 방식으로 유전자를 복제합니다. 자칫 잘못하면 곰팡이를 잡으려다가 사람이 다칠 수도 있는 겁니다.

따라서 현재 사용되는 항진균제는 주로 진균의 세포를 둘러싸고 있는 '세포막'이나 세포를 외부로부터 보호하고 모양을 유지하게 해 주는 벽인 '세포벽'을 무너트리는 방식으로 되어 있습니다. 진균은 에르고스테롤(ergosterol)이라는 성분이 많이 포함된 특유의 세포막과, 인간에게 없는 베타글루칸(β-glucan)이라는 특징적인 성분으로 구성된 세포벽을 갖고 있습니다. 약학자들은 이를 표적으로 약을 개발했습니다.

먼저 적용된 것은 세포막을 공격하는 방법이었습니다. 진균 세포막 곳곳에는 에르고스테롤이 박혀 있는데요. 에르고스테롤이 하는 역할은 우리 몸에서 콜레스테롤(cholesterol)이 하는 역할과 비슷합니다. 흔히 콜레스테롤이 몸에 나쁘다고 알고 있지만, 콜레스테롤은 우리 몸에서 무척 중요한 역할을 수행합니다. 사람의 세포를 둘러싸고 있는 세포막은 기본적으로 기름 성분으로 되어 있는데, 온도 변화에 무척 취약합니다. 기름을 차갑게 하면 굳어 버리고 뜨겁게 하면 흘러 내리듯, 세포막도 온도에 따라 유동적이죠. 콜레스테롤은 세포막 곳곳에 박혀 이를 완충해 주는 역할을 합니다. 추울 때는 세포막이 너무 굳지 않게 해 주고, 더울 때는 너무 풀어지지 않도록 적당히 잡아 주는 겁니다. 진균에서는 콜레스테롤 대신 에르고스테롤이 그 역할을 담당합니다. 이에 약학자들은 에르고스테롤을 파괴하는 항진균제 암포테리신 B(amphotericin B)를 개발했죠.

암포테리신 B는 콜레스테롤보다 에르고스테롤에 대한 친화성이 높은, 빨대 구조의 물질입니다. 이 약을 투여하면, 빨대 모양의 물질이 진균의 세포막에 결합하죠. 그러면 세포막에 구멍이 뚫리고, 감염을 일으킨 진균이 사멸하게 됩니다. 문제는 암포테리신 B가 콜레스테롤에도 어느 정도 결합한다는 것입니다. 많은 양을 투여하게 되면 사람의 세포도 피해를 입기 때문에, 환자에게 우선적으로 처방되지는 않습니다. 한편 막에 구멍을 뚫는 것이 아니라 에르고스테롤의 합성을 억제하는 방식의 약도 개발되었습니다. 라미실®이란 제품명으로 유명한 테르비나핀(terbinafine)이라는 성분인데요. 막에 구멍을 뚫는 험악한 방식이 아니라, 에르고스테롤을 합성하는 효소를 억제하므로 인체에 부작용이 적습니다. 특히 무좀을 일으키는 균에 대해서 약효가 좋은 편이죠. 보리코나졸·이트라코나졸처럼 이름 뒤에 '-아졸'이 붙는 아졸계 항진균제들도 에르고스테롤 합성 과정 중간의 효소를 억제하는 방식으로 작용합니다.

그런가 하면 진균이 가진 '세포벽'을 공격하는 약도 있습니다. 에키노칸딘(echinocandin) 계열의 항진균제가 여기 속하죠. 이 계열의 약은 진균 세포벽을 구성하는 성분인 베타글루칸 합성을 억제하는 방식으로 작용합니다. 진균의 세포벽은 베타글루칸으로 이뤄져 있지만, 사람 몸에는 베타글루칸으로 이루어진 세포벽이 없죠. 그러므로 이약을 복용했을 때 부작용이 발생할 가능성은 거의 없고, 진균을 죽이는 효과도 뛰어납니다. 에키노칸딘 계열 항진균제는 혈액이 진균에 감염되는 진균 패혈증이 발생했을 때 가장 우선적으로 사용됩니다. 단점이라면 바르거나 먹는 방식으로는 쓸 수 없고, 오직 주사 형태로만 맞아야 한다는 것입니다. 일상적으로 겪는 진균 감염에 사용하기는 힘들죠. 자, 이제 본격적으로 무좀에 대해 이야기를 나눠 보죠.

무좀을 키운 것은 팔 할 이상이 온도와 습기

인간에게 무좀을 일으키는 것은 피부사상균이라 불리는 유형의 진균 무리입니다. 피부사상균은 피부의 각질을 분해해서 섭취하는 방식으로 발에 감염을 일으키는데, 이들은 따뜻하고 습한 곳을 가장 선호합니다. 긴 시간 동안 통풍이 잘 안 되는 신발을 신고 있으면 조금씩 양말이 젖어 가고, 그럼 체온으로 인해 신발 속이 데워지겠죠. 피부사상균에 최적의 환경이 조성되는 겁니다. 신발이나 양말을 만들 때 일부러 피부사상균을 넣진 않습니다만, 일상생활 속에서 피부사상균에 감염되기는 쉽습니다. 대중목욕탕의 축축한 발 깔개나 손톱깎이, 헬스장 샤워실의 바닥 같은 곳에 무좀 환자들의 발이 닿을 수 있죠. 여기를 잘못 밟으면 피부사상균에 감염될 수 있는 겁니다.

무좀이 생기기에 최적의 조건을 다 갖춘 곳이 있으니, 바로 군대입니다. 군대에 가면 오랜 시간 동안 집단생활을 하며 샤워 시설을 함께 이용하죠. 게다가 무덥고 습한 여름에도 통풍이 전혀 되지 않는 군화를 착용하니, 전파된 피부사상균이 자라기에 딱 좋죠. 장시간 행군을 진행하면 발을 외부 침입자로부터 막아 주는 피부가 손상되고,

습한 상황에 너무 오래 노출되어 결국은 무좀에 걸리게 됩니다. 실제로 1990년대 후반 군부대 장병을 대상으로 진행된 한 연구에서, 신병 시절에는 약 38%이던 무좀 발생률이 군 복무를 하며 74% 정도까지 치솟는다는 적나라한 결과가 관찰되었습니다. 그야말로 군대가 무좀의 원천인 거죠.

심사평가원 빅데이터 시스템 통계를 살펴보면, 한 해에 무좀으로 병원을 찾는 환자 수는 평균적으로 76만 명 정도입니다. 아예 치료할 생각이 없거나 약국에서 구매한 약으로 자가 치료를 하는 사람까지 고려하면, 이보다 훨씬 많은 환자가 있는 셈입니다. 게다가 치료를 받지 않는 사람들이 다른 사람들에게 피부사상균을 퍼뜨린다는 점을 고려하면, 환자는 계속 늘 수밖에 없어요. 물론 이분들이 꼭 나쁜 심보로 그런 짓을 하는 것은 아닙니다. 본인이 무좀인지도 모르는 사람들이 많거든요. 흔히 무좀이라고 하면 발가락 사이가 짓무르고 가려운 증상만을 생각하지만, 발바닥이 허물처럼 벗겨지는 것 외에 다른 증상이 없는 무좀도 있습니다. 가렵지 않다고 방치했다가는 증상이 점점 심해지고 남에게도 무좀을 전파할 수 있습니다. 무좀이다 싶으면 빨리 치료를 해야 하는 이유죠.

무좀 치료에는 일반적으로 바르는 항진균제가 처방됩니다. 앞서 소개한 라미실®같이 테르비나핀 성분을 함유한 약이 있고, 카네스텐®처럼 클로트리마졸(clotrimazole) 성분(아졸 계열)을 포함한 약이 있습니다. (참고로 클로트리마졸은 다른 진균성 감염인 칸디다증에도 효과가 있어,

여성의 생식기에 발생하는 칸디다 감염증을 치료하는 데에도 사용할 수 있죠.) 이렇듯 무좀 치료제의 성분은 달라도, 정해진 기간에 맞춰 꾸준히 바르지 않으면 효과를 보지 못한다는 점은 똑같습니다. 항진균제는 중간에 임의로 끊어 버리면 내성이 생길 수 있거든요. 조금 나은 것 같다고 약을 끊으면 더 독한 무좀에 걸리게 되니, 일단 정해진 기간만큼은 약을 발라야 합니다. 치료 기간이 2~4주 정도로 길어서 버겁긴 하지만, 무좀을 달고 사는 것보다야 낫죠.

손발톱 무좀, 사라지지 않는 그대

무좀을 방치하면 위험한 이유 중 하나는 전염성입니다. 정확한 원인은 알 수 없지만, 무좀이 제일 잘 생기는 부위는 네 번째 발가락과 다섯 번째 발가락 사이입니다. 발가락 사이가 딱 붙은 탓에 피부사상균이 자라기 쉬운 환경이 아닐까 하는 추정만 되고 있죠. 보통은 그 부위만 치료하면 쉽게 무좀을 없앨 수 있습니다. 그런데 무좀은 점점 다른 부위로 번져 가는 습성이 있습니다. 발바닥으로 퍼져 나가면 차라리 다행이지만, 최악은 진균이 발톱이나 손톱 밑으로 들어가는 경우입니다. 특히 손톱 무좀은 발의 무좀 부위를 긁다가 균이 손톱 밑으로 옮아 가게 되는 경우가 대부분인데요. 피부사상균이 손톱이나 발톱 밑으로 들어가면, 바르는 약이 손발톱에 막혀 잘 전달되지 않습니다. 증상이 점점 심해지면 나중에는 살 속으로 파고 들어가서 전신 감염을 일으킬 수도 있죠.

이런 종류의 무좀을 치료하기 위해서는 일반적인 크림이나 액상 무좀약이 아닌 네일라카(nail lacquer)라 불리는 매니큐어 형태의 제품을 사용해야 합니다. 풀케어네일라카®나 로세릴네일라카® 같은 제품이 대표적인데, 보통 6개월 이상 꾸준히 사용해야 하는 약입니다. 중간에 포기하는 사례를 포함하면 치료에 실패하는 경우가 30~40% 정도 됩니다. 실패율이 꽤 크기 때문에, 의사가 네일라카 대신 먹는 항진균제를 처방하는 경우도 많습니다. 먹는 항진균제의 경우 전신적인 부작용이 부담이긴 하지만, 매니큐어 형식의 치료제보다 효과가 좋습니다. 보통은 아졸계 항진균제인 이트라코나졸(itraconazole)이나 플루코나졸(fluconazole) 혹은 라미실®의 성분인 테르비나핀을 복용합니다.

　　최근에는 새로운 약이 하나 개발됐습니다. 기존에 사용하던 바르는 항진균제 제품들은 손발톱을 투과하는 능력이 다른 항진균제보다 조금 나았지만, 피부사상균을 제거하는 능력은 많이 떨어졌습니다. 손발톱에 사포질을 한 뒤에 발라야 하는 점도 불편했고요. 그런데 주블리아®라는 이름으로 대표되는 아졸 계열의 신약인 에피나코나졸(efinaconazole)은 약물 침투력이 우수해, 바르는 약임에도 불구하고 치료 효과가 먹는 약 수준으로 높아졌습니다. 먹는 항진균제들은 간에 유해하게 작용한다든지, 위장이 불편하다든지 하는 부작용을 초래하기도 합니다. 그래서 어쩔 수 없이 바르는 약을 선택해야 하는 이들에게는 단비 같은 소식이죠. 의사·약사와 상의해 보시고 맞는

오늘도 약을 먹었습니다

약을 선택하는 과정이 중요합니다. (참고로 주블리아®는 병원 처방을 받아야만 구매할 수 있습니다.)

식초로 무좀을 치료한다고?

무좀은 민간요법이 많기로 유명한 질환이기도 합니다. 바르는 형태의 무좀약은 약국에서 바로 살 수 있지만, 몇 주 동안 꾸준히 발라야 하는 단점이 있다 보니 효과를 보시는 분들이 많지 않죠. 좀 나아진 것 같아 약을 멈추면 금세 재발하고, 다시 약을 바르면 전보다 더디게 나으니 짜증이 치솟습니다. 밑져야 본전이라는 생각으로 무좀을 단번에 고쳤다는 신묘한 비법을 찾아 시도하는 이들이 생기는 이유죠.

민간요법 중에서는 식초를 사용하는 방법이 제일 유명합니다. 식초와 따뜻한 물을 일대일 정도로 섞고, 그 물로 하루에 두 번 정도 족욕을 한 뒤 잘 말리라는 식이죠. 그런데 이런 방식은 밑져야 본전이 아니라, 오히려 무좀을 악화시킬 위험성이 큽니다. 피부사상균은 피부의 각질을 먹고 자랍니다. 보통 이 균에 감염되면 그 부위의 피부는 각질층이 무너져서 외부 자극에 무척 취약한 상태가 됩니다. 여기에 식초를 붓는 거죠.

식초의 주된 성분은 아세트산(acetic acid)입니다. 약한 산이긴 하지만 피부를 자극할 정도는 됩니다. 게다가 각질층 아래쪽의 표피 영역이 산의 자극을 받으면 상처가 발생할 수 있습니다. 그 과정에서 피부사상균도 아주 일부 사멸하긴 하겠지만 큰 영향은 없고, 살아남은 놈들은 상처 부위를 다시 공격해서 더 깊숙하게 자리 잡게 됩니다. 게다가 이런 상태가 지속되면 외부의 다른 세균이 상처 부위에 침범할 수도 있습니다. 무좀의 합병증 중 하나인 '봉와직염'이 이렇게 생기는 세균 감염이죠.

무좀 자체가 그리 심한 고통을 주는 질병이 아니다 보니, 환자는 이를 대수롭지 않은 병으로 취급하는 경우가 잦습니다. 초기에 잘 잡으면 가벼운 질환으로 끝나지만, 오래 방치하면 방치할수록 인접 부위에 감염을 일으킬 가능성이 크죠. 식초나 락스같이 검증되지 않은 민간요법은 발의 상처를 덧나게 할 수 있습니다. 민간요법에 기대지 마시고, 피부과를 찾으셨으면 합니다.

무좀을 치료하는 방법은 간단합니다. 초기에 약을 지시대로 바르거나 먹으면서 발과 운동화 위생에 신경 쓰고, 발을 건조하게 유지하는 것으로도 충분하죠. 무좀에 걸리지 않으려면 되도록 다른 사람들이 맨발로 디딜 가능성이 있는 습한 바닥은 밟지 않는 것이 좋고, 양말을 자주 갈아신고 신발을 자주 세탁하는 등 주의를 기울여야 합니다. 무좀이 불치병은 아니지만, 민간요법으로 대충 낫는 병도 아닙니다. 참을성과 꾸준함만이 발 건강을 되찾아 줄 수 있습니다.

PART II.
계속 먹어야 할까?

약을 달고 사는 이들을
위한
약 가이드

06 | 위장약·변비약

Digestive medicine & Laxative

어릴 때는 어른들의 말씀 중 이해 안 가는 것들이 많았습니다. 수험 스트레스로 머리가 터질 것 같은데 '그래도 나중에 돌이켜 보면 공부가 제일 쉽다'는 말을 들을 때는 분통이 터졌고, 매일같이 책가방 메고 학교 다니던 시절에는 '중·고등학교 친구들이 평생 간다'는 소리를 가벼이 흘려 넘겼죠.

의문스러운 어른들의 말들 중에서 가장 이해가 안 되던 것은 '지금은 돌도 씹어먹을 나이'라는 말씀이었습니다. 맛있는 음식을 실컷 먹고도 소화가 안 되어 고생이라는 말씀을 믿을 수 없었거든요. 생각해 보면 그때는 가장 건강한 영광의 순간에 있다 보니, 언젠가는 내리막이 온다는 사실을 몰랐던 것뿐이었습니다. 실은 먹고 싸는 것이 세상에서 가장 고단한 일인데 말이죠. 이번에는 먹는 것과 싸는 것의 고단함을 해결해 주는 약에 대해 알아볼까 합니다.

헐어 가는 잇몸, 흔들리는 치아

나이가 들면 음식을 씹기도 쉽지 않습니다. 어르신들께서 호소하는 가장 큰 고통은 치아가 예전 같지 않다는 것입니다. 마른오징어 다리를 우악스럽게 뜯어먹는 재미를 잃어버린 건 그나마 이해할 수 있지만, 비교적 부드러운 음식을 씹을 때도 아프면 견디기가 힘들죠. 우리는 은연중에 나이를 먹으면 자연스럽게 치아가 빠져서, 틀니를 착용하거나 임플란트 시술을 받아야 한다고 생각합니다. 그런데 나이가 든다고 무조건 치아 손실이 일어나지는 않습니다. 물론 노화로 인해 신체 기능이 떨어지니 입이 자꾸 마르고, 잇몸에 쉽게 상처가 나고, 잇몸이 수축하여 이뿌리가 시린 증상이 발생하기는 합니다. 하지만 이가 흔들리고 빠진다면 그것은 노화보다는 세균 감염 탓입니다.

우리가 아무리 양치를 열심히 해도, 치아에는 조금씩 치태가 생깁니다. 구강 내에도 다양한 마이크로바이옴이 공존하고 있는데, 세균들은 단단한 표면에 본인들이 생존할 터를 잡는 습성이 있어요. 그렇게 자기들끼리 단단한 치아에 마을을 차린 것이 치태(plaque)입니다. 보통은 양치질을 하면서 쉽게 쓸어 낼 수 있지만, 오래 방치하면 세균 마을이 세균 대도시로 발전하게 됩니다. 그게 바로 치석(dental calculus)이죠. 대도시가 생기면 주변에 위성도시가 생기듯 치석은 주변 지역에 계속 또 다른 치석을 만들고, 나중에는 잇몸 아래에 있는 치아 표면에까지 침범합니다. 그러면 잇몸에 염증이 생기고, 염증은 점점 깊숙한 곳으로 옮겨 가서 결국 치아 뿌리까지 잠식하죠. 의학 용어로만 듣던 '치주 질환'이 이런 방식으로 진행되는 병입니다. 이 상태를 그냥 방치하면 비교적 멀쩡하던 치아를 잃어버리게 되죠.

평상시에 충치 하나 없이 건강하다며 치과를 멀리한 사람일수록 자기도 모르게 구강 곳곳에 치석을 키우고 있는 경우가 많습니다. 그러다 어느 순간 치아 건강이 급격히 악화되고 나서야 치과를 찾는데, 그때는 이미 치주 질환이 심각하게 진행된 상태라 손을 쓸 수 없는 경우가 대부분이죠. 최소 반년에 한 번 이상은 무조건 치과에 방문해서 스케일링이라 불리는 치석 제거술을 받으라는 이유는 이 때문입니다. 아무리 양치를 잘한다고 해도 치석은 양치질로 제거되지 않으니까요. 뒤늦게 이가탄®이나 인사돌® 같은 제품들을 찾는 사람들도 많습니다. 하지만 이들 제품은 잇몸에 영양을 공급해 주는 일종의 치료 보조제일 뿐, 치주 질환 자체를 치료하지는 못합니다. 그래서 평상시에 구강 위생을 챙길 수 있는 제품을 사용하는 것이 중요한데, 의외로 입안을 헹궈 내는 방식의 약품이 큰 도움이 됩니다.

보통은 가그린®이나 리스테린® 같은 구강 청결제를 떠올리겠지만, 제가 이야기하는 것은 양치질을 대체하거나 구취를 제거하는 용도로 사용하는 제품들이 아닙니다. 병원에서 처방되는 '약'이 따로 있거든요. 헥사메딘® 같은 약은 치태를 형성하는 주된 원인균에 대한 박멸 효과가 커서, 치과 수술을 받은 뒤에도 흔히 처방됩니다. 다행히도 이 제품은 처방 없이 약국에서 바로 구매할 수 있어요. 양치 후에 치실 혹은 치간 칫솔로 치아 사이의 이물질을 제거한 후, 헥사메딘® 같은 제품으로 입을 헹궈 내면 잇몸까지 파고드는 세균을 충분히 잡아낼 수 있습니다. 다만 너무 장기간 이용하면 치아가 착색되고, 구강 내 좋은 세균이 감소할 수도 있다는 점은 알아 두어야 합니다. 국내에서는 10일 이내로 쓰라고 권고하지만, 미국에서는 6개월 정도까지도 사용할 수 있게 되어 있습니다. 당뇨병이나 흡연같이 치주 질환 위험성이 있는 환자들은 이런 제품을 잘 쓰면 구강 건강 관리에 매우 효과적입니다.

속이 쓰릴 땐 이렇게

잇몸 질환이 노년의 동반자라면, 중년 이상의 성인들이 주로 호소하는 증상은 '속 쓰림'입니다. 속이 쓰린 이유는 위벽을 자극하는 위산 때문입니다. 건강한 위의 경우는 위 점막 바깥을 덮고 있는 점액층이 위산을 효과적으로 막아 주어 속이 쓰릴 일이 별로 없어요. 하지만 다양한 원인으로 인해 점액층이 얇아지면 위 점막이 위산 때문에 자극을 받아 통증을 느끼게 됩니다.

점액층을 얇아지게 하는 가장 대표적인 원인은 '음주'입니다. 알코올은 위나 식도의 점막을 직접 공격해 상처를 입히고, 위에서 음식물이 배출되는 데 걸리는 시간을 늘립니다. 결과적으로 위가 더 오랜 시간 위산의 공격을 받게 되죠. 더군다나 알코올은 위산의 역류를 막아 주는 위장 상부 괄약근을 느슨하게 해, 위산이 식도까지 역류하게 만듭니다. 알코올 외에도 매운 음식의 캡사이신, 커피에 들어 있는 카페인도 위를 자극하고, 진통제 같은 약도 위를 속 쓰림에 취약한 상태로 만듭니다. 속쓰림을 피하려면 일차적으로는 위에 자극을 줄 수 있는 이런 요인을 최대한 피하는 것이 최선입니다.

그래도 속이 쓰리다면, 먼저 위산을 중화하고 위 점막을 보호하는 물질을 더 넣어 주는 방식을 고려해 볼 수 있습니다. 속 쓰림을 겪는 사람들이 가장 많이 찾는 겔포스®나 개비스콘® 같은 제품은 위산을 중화하고, 위 점막을 보호하는 제산제의 일종입니다. 걸쭉한 수프 같은 식감의 용액 안에는 약한 염기성 물질이 들어 있어 위산을 중화시키고, 상처 부위를 덮습니다. 비슷한 듯 다른 역할을 하는 약이 수크랄페이트(sucralfate)나 비스무트(bismuth) 같은 성분을 포함한 약들입니다. 보통은 위에 자극을 줄 수 있는 진통제나 항생제와 함께 처방되는데, 이들은 위산을 중화시키지는 못하지만 위 점막을 코팅하는 방식으로 위를 보호해 속 쓰림이 생기는 것을 막아 줍니다. 다만 이런 방식에는 한 가지 문제가 있습니다. 바로 지긋지긋한 '약물내성'입니다.

왜 약물내성이 생기는지 알아보려면, 위산이 어떻게 분비되는지를 알아볼 필요가 있습니다. 음식물이 위에 들어오면, 위 점막에서는

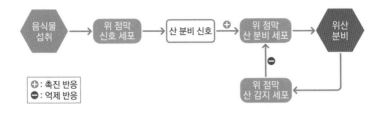

위 점막 신호 세포 → 산 분비 신호 → ⊕ 위 점막 산 분비 세포 → 위산 분비

음식물 섭취 → 위 점막 신호 세포

⊖ 위 점막 산 감지 세포

⊕ : 촉진 반응
⊖ : 억제 반응

위산이 분비되는 과정

가스트린과 히스타민이라는 두 종류의 산 분비 신호를 내보냅니다. 산 분비 신호는 위 점막의 산 분비 세포—정식 명칭은 벽 세포(parietal cell)입니다—를 자극해 위산이 분비되게 하죠. 영원히 위산이 분비되어서는 안 되니, 어느 순간부터는 위산을 멈추게 해야겠죠? 위 점막의 세포는 산을 감지하여 다시 벽 세포를 억제하고, 위산 분비를 줄입니다. 그런데 속 쓰림을 해결하려고 위산을 중화시키는 제산제를 쓰다 보면, 위장은 이를 위산 분비가 덜 된 상태로 인식합니다. 그래서 되려 위산 분비량을 늘려 버리는 약물내성이 생기는 겁니다. 이 문제를 해결하기 위해 또다시 새로운 약이 개발되었습니다. 산이 분비된 다음에 이를 중화시키는 방식이 아니라, 아예 산이 분비되는 과정을 차단하는 약이 나왔죠. 즉 위산 분비 자체를 줄이는 방식입니다.

첫 번째는 산 분비 세포를 자극하는 히스타민 수용체를 막는 약입니다. 원래는 잔탁®이라는 약이 가장 많이 판매되고 있었지만 생산 과정에서 발암물질이 검출되어 시장에서 퇴출되었습니다. 현재는 가스터®라는 상품명으로 대표되는 파모티딘(famotidine)이나 스토가®

라는 상품명으로 유명한 라푸티딘(lafutidine) 같은 약들이 많이 쓰이죠. 단기간 사용하기에는 매우 효과적이지만, 이 약들도 2주 이상 사용하면 약물내성이 생긴다는 사실이 밝혀졌습니다. 만성적인 속 쓰림에 사용하기에는 무리가 있는 겁니다.

이런 문제점을 해결하기 위해 또 다른 종류의 약이 등장했습니다. 산 분비 세포에는 산을 외부로 퍼내는 역할을 하는 펌프가 하나 있습니다. 이를 '양성자 펌프(proton pump)'라고 합니다. 이 구멍을 막아서 위산이 분비되지 않게 하는 방식의 약이 개발된 것이죠. 위산을 중화시켜도, 산 분비 신호를 차단해도 약물내성이 생기니 아예 위산이 나오는 구멍을 틀어막아 버리자는 전략입니다. 란소프라졸(lansoprazole) 성분의 란스톤®이나 에스오메프라졸(esomeprazole) 성분의 넥시움® 같은 약이 가장 대표적입니다. 지금까지 나온 것들 중 가장 효과적인 위산 분비 억제제이며, 오래 먹어도 내성이 없습니다.

소화제는 도움이 되지 않는다

속 쓰림이야 위의 약들로 해결하면 된다지만, 속이 더부룩할 때는 어떻게 해야 할까요? 밥을 먹고 한참이 지났는데도 소화가 안 되고 음식물이 그대로 위에 남아 있는 것 같을 때 말입니다. 이것이 흔히 말하는 기능성 소화불량의 전형적인 증상입니다. 보통 사람들은 음식물이 소화되지 않아서 이런 증상이 나타난다고 생각하지만, 실제로 그런 경우는 극히 드뭅니다. 더부룩함은 소화가 되지 않아서라기보다는 위장과 장의 운동성이 떨어져서 나타나거든요. 위장을 비롯한 몸의 소화기관들은 마치 지렁이가 몸을 움츠렸다가 앞으로 뻗어 나가듯이 연동운동(peristalsis)을 하며, 음식물을 입에서 항문 방향으로 끊임없이 밀어냅니다. 이 과정이 느려져 속이 막힌 느낌이 드는 겁니다.

소화기관의 운동성이 떨어지는 이유는 여러 가지입니다. 일단 노화로 인해 자연스레 몸의 각종 근육이 약해지며 연동운동 자체가 느려지기도 합니다. 어찌 보면 자연스러운 현상이지만, 불편함이 크다면 위장관 운동 촉진제를 복용해서 증상을 개선할 수 있습니다. 물론 그리 나이가 많지 않은 사람들도 소화불량 증세를 겪곤 합니다. 위산이 과다 분비되어 위염 등의 질환을 앓고 있거나, 특정 종류의 의약품을 복용하는 사람들의 경우에 소화가 잘 안 된다는 느낌을 받을 수 있죠. 그렇지만 이런 불편을 겪는 사람 중에서, 소화효소 분비량이 줄어들어 실제로 소화가 안 되는 환자들은 거의 없습니다. 흔히 훼스탈®이나 베아제® 같은 소화제(소화효소제)가 막상 소화불량에 큰 효과를 발휘하지 못하는 이유는 이 때문입니다.

그리고 또 하나, 스트레스로 인해 소화불량을 겪는 사람들이 매우 많습니다. 우리 몸의 근육은 크게 두 가지로 나눌 수 있습니다. 하나는 눈꺼풀처럼 본인 의지로 움직일 수 있는 근육입니다. 반면에 심장 근육이나 내장 근육은 아무리 노력해도 마음대로 움직일 수 없습니다. 이런 근육들은 자율신경의 지배를 받는데, 스트레스를 받는 긴장 상황에서는 교감신경이라 불리는 자율신경이 활성화됩니다. 이때 교감신경은 소화기관의 운동을 전반적으로 억제합니다. 공포 영화를 볼 때 침이 바짝바짝 마르는 듯한 느낌이 드는 것은 실제로 소화기관이 억제되어 침이 마르기 때문입니다. 그래서 평상시에 스트레스를 많이 받아 늘 긴장 상태인 사람은 교감신경이 활성화되어 만성적인 소화불량에 시달리는 거죠.

증상이 그리 심하지 않은 사람은 민간요법으로 탄산음료를 마시거나(참고로 탄산음료는 소화 촉진 효과가 없습니다.) 약국에서 소화제를 사 먹곤 하죠. 그런데 우리가 자주 찾는 훼스탈®이나 베아제® 같은 제품들은 위에 작용하는 약이 아닙니다. 이들 제품은 소장에서 분비되는 소화효소가 포함된 약으로, 위장관 운동에는 아무런 영향을 미치지 않습니다. 그러다 보니 속은 계속 더부룩하고, 이로 인해 스트레스를 받게 되면 또다시 소화가 되지 않는 악순환이 일어납니다. 위장관 운동 촉진제를 복용하면 증상을 좀 완화시킬 수 있겠지만, 주된 원인인 스트레스가 사라지지 않는다면 임시방편일 뿐이죠. 이런 환자들은 소화제가 아니라 오히려 약한 강도의 신경안정제를 먹는 게 훨씬 증상을 개선하는 데 도움이 됩니다. 스트레스 넘쳐 나는 한국 사회의 안타까운 단면 중 하나죠.

들어올 땐 자유라도 나갈 땐 아니란다

먹는 이야기가 끝났으니 이제 싸는 이야기입니다. 치아가 부실해도, 소화가 안 되어도 먹는 것 자체는 내 의지대로 할 수 있지만, 배출은 아닙니다. 일반적인 성인의 경우 최소 이틀에 한 번 정도는 대변을 보는데, 그러지 못하는 사람들도 있거든요. 전체 인구의 20~30%는 증상이 가볍든 심하든 변비를 앓고 있는 것으로 추정되고 있습니다. 여성이 남성에 비해서 변비를 앓을 가능성이 3~4배가량 높고, 변비에 걸릴 가능성은 나이에 비례해 점차 증가하죠. 변비의 원인은 크게 두 가지로 나눌 수 있습니다. 하나는 평소에 먹는 음식의 문제이고, 다른 하나는 소화된 음식을 처리하는 장의 운동성 때문입니다.

당연한 말로 들리겠지만, 잘 먹어야 화장실을 갈 수 있습니다. 너무 적게 먹거나, 소화가 너무 잘되는 음식을 먹으면 대변을 보기 힘듭니다. 소화가 잘되는 음식을 먹어도 문제가 되냐고요? 그렇습니다. 이는 우리가 '똥 마렵다'는 신호를 받는 방식 때문인데요. 대장의 끝부분인 직장에 대변이 도착하면 직장은 이를 인식하고 신호를 보냅니다. 하지만 대변의 양이 적으면 이 과정이 제대로 진행되지 않습니다. 소화가 너무 잘되는 음식을 먹으면 결과적으로는 직장으로 가는 대변의 양이 적어져서 변비가 생기는 거죠. 그럼 며칠 동안 아랫배는 묵직한데 배변을 못 하는 상황이 계속됩니다. 가공식품은 소화가 참 잘되는 음식이니, 변비인이라면 주의할 필요가 있습니다. 나물이나 김치 같은 식물성 식품은 일부를 제외하고는 거의 소화가 되지 않으니, 변비인이라면 이런 음식을 적극적으로 섭취할 필요가 있고요. 당연히 굶는 다이어트는 변비에 독이겠죠.

위장약·변비약

변비의 또 다른 원인으로는 장의 운동성을 꼽을 수 있습니다. 앞서 소화기관은 연동운동을 통해 내용물을 입에서 항문 방향으로 끊임없이 밀어낸다고 말씀드렸죠. 대장도 예외는 아닌데, 여기에 한 가지 더 고려할 요인이 있습니다. 음식이 대장에 체류하는 시간이 길면 길수록 수분을 많이 빼앗긴다는 것이죠. 싱싱한 오징어를 오래 말리면 말릴수록 빳빳하고 건조된 마른오징어가 되는 것처럼 말이에요. 대장에 들어온 음식 잔여물은 처음에는 죽과 비슷한 걸쭉한 상태이다가 점점 수분을 빼앗겨 익숙한(?) 굳기의 대변으로 변해 갑니다. 그런데 여러 원인으로 대장의 운동 속도가 느려지면, 대변이 필요 이상으로 굳어져서 대변의 양이 줄어들고 딱딱해집니다. 변비를 일으키기에 아주 적합한 대변이 만들어지는 것이죠. 노년층에서 변비가 많은 이유도 노화로 장 운동성이 떨어지기 때문입니다.

대변은 밖으로 나가고 싶다

변비를 없애려면 대변의 양을 늘리고, 장 운동성을 조절해야 합니다. 대변의 양을 늘리는 가장 쉬운 방법은 섬유질이 많이 포함된 식사를 하는 겁니다. 그런데 이것으로도 충분하지 않은 경우가 있습니다. 여성들은 남성보다 변비를 더 많이 앓는데, 그 이유는 생리 주기에 따른 호르몬 변화 때문입니다. 여성호르몬이 증가하면 장 운동성이 떨어지거든요. 그렇지만 변비 해결을 위해 호르몬제를 복용하는 것은 배보다 배꼽이 더 큰 일입니다.

그래서 이럴 때는 '변비약'이라 불리는 다양한 완하제(laxatives)가 사용됩니다. 아예 장 운동성을 조절하는 방식의 약도 있지만, 대부분은 그 정도로 증상이 심하지는 않으니 웬만하면 완하제로도 충분히 효과를 볼 수 있습니다. 작용 방식에 따라 완하제를 몇 가지 종류로 나눌 수 있는데, 큰 부작용 없이 효과를 볼 수 있는 완하제는 대략 두 가지 정도입니다.

첫 번째는 '팽창성 완하제'입니다. 이런 약들은 음식물이 물을 머금고 부풀어 오르게 해서 대변의 양을 늘려 주는 역할을 하는, 단순하면서도 자연스러운 방식으로 작용하죠. 약에 따르는 부작용도 없습니다. 약국에서 바로 살 수 있는 약으로는 아락실® 같은 약이, 병원 처방을 받는 더 강력한 약으로는 실콘®이 있죠. 다음은 '삼투성 완하제'입니다. 한동안 스타벅스 돌체라떼가 변비에 특효라는 소문이 많이 돌았는데, 여기엔 그 나름의 근거가 있습니다. 돌체라떼에 포함된 고농도 유당(lactose)은 아시아계 성인의 몸에서 거의 분해되지 않거든요. 과일 청을 담그면 바깥의 설탕 때문에 과일 안의 물이 빨려 나오듯, 장 속에 고농도의 유당이 들어가면 삼투 현상에 의해 몸에서 물이 빨려 나와 장 속으로 이동하게 됩니다. 그러면 변이 딱딱해지지 않고, 부피도 늘어나니 변비 증상이 해소되는 거죠. 약국에서 파는 듀파락이지® 시럽은 유당을 이용하는 방식이고, 병원 처방을 받아야 하는 마그밀®은 전해질을 이용해 장내 수분을 늘리는 방식으로 작용합니다. 삼투성 완하제의 대표 주자들이죠.

변비약 오래 먹어도 될까?

　눈썰미가 좋은 독자들은 완하제를 설명하는 대목에서 '큰 부작용 없이 효과를 볼 수 있다'는 부분을 눈여겨봤으리라 생각합니다. 팽창성 완하제나 삼투성 완하제는 장기간 복용해도 큰 부작용이 없습니다. 그런데 실제로 시장에서 가장 많이 판매되는 완하제는 이 두 부류가 아닌 '자극성 완하제'입니다. 둘코락스®나 비코그린® 같은 제품이 대표적인데, 이 유형의 완하제는 장에 강한 자극을 줘 강제로 대변을 뽑아내는 방식으로 작용합니다.

　예컨대 둘코락스®의 성분인 비사코딜(bisacodyl)은 장 내벽의 신경을 자극해 연동운동 속도를 획기적으로 높입니다. 비코그린®은 비사코딜에 더해 센노시드(sennoside)라는 또 다른 장벽을 자극하는 물질을 더 넣어 이런 효과를 극대화했죠. 장을 짜내는 식으로 작용하다 보니 효과는 다른 완하제보다 훨씬 뛰어난데, 문제는 이런 약을 오래 사용하면 장 운동신경이 약에 적응되어 약물내성이 나타난다는 점입니다. 나중에는 약을 안 먹으면 변을 볼 수가 없게 되는 거죠.

　실제로 둘코락스®나 비코그린®같이 자극성 완하제를 포함한 약은 일주일 이상 사용하지 말라는 권고를 약 설명서에 분명히 포함하고 있습니다. 그렇지만 빽빽한 약 설명서를 읽는 사람은 거의 없고, 이런 정보는 제대로 전달되지 않고 있습니다. 이런 약에 적응된 분들은 하는 수 없이 계속 같은 약을 먹어야만 배변할 수 있죠. 처음 변비약을 찾는 분들도 주변의 쾌변 경험담만 듣고 무작정 강한 약부터 찾는 악순환이 반복되고 있습니다.

변비를 해결하기 위해서는 누구나 알고 있는 교과서적인 방식을 따라야 합니다. 섬유소가 많은 식단으로 식습관을 개선하고, 규칙적인 식사와 배변 습관을 들여야 하죠. 이런 방식이 어렵다면 완하제를 사용해도 도움을 받을 수 있지만, 그럴 때도 가급적이면 팽창성 완하제나 삼투성 완하제를 사용하는 편이 좋습니다. 이마저도 근본적인 원인을 개선하는 게 아니라, 일시적인 문제 해결임을 잊지 말아야 하고요. 일상 속에서 작은 노력을 실천하면 먹고 싸는 고단함을 조금이나마 덜수 있습니다.

07 | 진통제
Analgesic

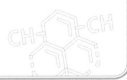

　고통에 대해 긍정론을 펼치는 사람들이 있습니다. 고통을 겪어야만 성숙해질 수 있다거나 고통 없이 좋은 결과를 얻으면 안 된다는 식의 기묘한 주장 말이죠. 저는 생각이 다릅니다. 목표를 위해 지루하고 고통스러운 과정을 견디는 건 바람직한 일이지만, 사실 통증은 피할 수 있으면 피하는 편이 낫습니다. 통증은 우리를 강하게 하기보다 아프게 만들거든요.

　통증으로 인해 우리 몸은 여러 변화를 겪습니다. 우선 통증은 그 자체로 정신적인 고통을 야기합니다. 그러다 통증이 만성적으로 발생하면 집중을 방해해 일의 생산성을 저하하고, 이로 인한 스트레스는 면역 기능을 저하해 각종 감염에도 취약한 상태로 만들죠. 통증으로 인해 혈압이 올라가고, 심박 수가 빨라지는 등의 상태가 지속되면 심혈관계에도 악영향을 미칩니다. 통증을 견뎌서 좋은 일이라곤 하나도 없는 셈입니다. 이쯤에서 우리를 통증에서 구해 주는 진통제가 매우 고마워집니다. 진통제의 원리는 무엇일까요? 그보다 먼저, 우리는 왜 통증을 느끼는 걸까요? 이번에는 많은 여성들이 한 달에 한 번씩은 진통제를 찾게 만드는 생리통을 중심으로 이야기를 풀어 볼까 합니다.

같은 아픔, 다른 얼굴의 통증

우리가 느끼는 통증은 크게 세 가지로 분류할 수 있습니다. 모두 '아프다'는 느낌을 주지만, 발생 원인이나 통증의 형태는 무척 다릅니다. 현재까지 가장 많이 연구된 통증은 몸의 겉면과 근육에서 느껴지는 체성 통증(somatic pain)이고, 그다음으로는 소화기관이나 심장, 간 같은 내장 기관에서 느껴지는 내장 통증(visceral pain)을 꼽을 수 있습니다. 마지막 한 가지는 신경 전달 과정에 이상이 생겨서 발생하는 신경병성 통증(neuropathic pain)인데, 안타깝게도 신경병성 통증은 거의 미지의 상태라고 봐야 합니다. 전자 제품 회로에 문제가 생기면 아무런 입력 신호 없이도 제품이 꺼졌다 켜지고 노이즈가 발생하듯, 신경 전달 과정에도 비슷한 문제가 생긴다는 정도만 알려져 있을 뿐이죠. 이런 특이한 경우를 제외하면 일상적으로 겪는 통증에 대해서는 어느 정도 연구가 되어 있습니다. 체성 통증부터 살펴볼까요?

인체 겉면을 둘러싼 피부에는 여러 가지 감각 신호를 인식하는 수용체가 있습니다. 예컨대 뜨거움과 차가움을 인식하는 온도 수용체나 피부가 눌리는 것을 인식하는 압력 수용체 같은 것들 말이죠. 이런 감각 수용체들은 적정 범위의 자극일 때는 감각으로 인식하지만,

그 범위를 초과한 강한 자극은 통증으로 인식합니다. 뜨겁게 달궈진 냄비 손잡이를 잘못 잡았을 때 '따뜻하다'고 느끼는 게 아니라 '아프다'고 느끼는 것과 같은 상황이죠. 물론 이런 일시적인 통증이라면 진통제가 필요하지는 않습니다. 통증을 유발하는 자극이 사라지면 곧 통증도 사라지니까요.

하지만 외부에서 상처를 입어 조직이 손상됐거나 감염 등으로 인해 염증이 생겨서 통증을 느끼는 경우라면 조금 다릅니다. 이때는 상처나 염증 부위에서 다양한 신호 전달 물질이 분비되어 통증 수용체를 자극하는데, 이로 인해 지속적인 통증을 느끼게 되거든요.

내장 통증은 더 골치 아픕니다. 어떤 장기는 조직이 손상되어도 통증이 없는 경우가 있거든요. 예컨대 의료인들이 간을 '침묵의 장기'라고 부르는 이유는 간에 심각한 조직 손상을 입어도 내장 통증이 거의 발생하지 않기 때문입니다. 게다가 내장 통증의 경우 주변 조직으로 전이되는 경향이 있어, 통증이 발생하는 위치를 명확히 짚기가 곤란합니다. 실제로는 심장에서 통증이 발생하더라도, 통증이 전이되어 왼쪽 팔이나 목 부위가 아픈 것으로 느껴질 수 있다는 거죠. 평소 심장 질환과 관련된 가족력이 있거나, 과거 관련 질환을 앓은 적이 있는 사람은 이런 유형의 통증을 그냥 지나쳐서는 안 됩니다. 단순히 근육통이나 목의 뻐근함으로 치부하지 말고 병원을 찾는 게 좋죠.

생리통은 내장 통증이다

이번에는 생리통(dysmenorrhea)의 발생 원인에 대해 이야기해 보겠습니다. 많은 여성들이 겪는 생리통은 앞서 이야기한 세 가지 유형의 통증 중에서 내장 통증에 해당합니다. 일단 통증이 발생하는 자궁이 내장이고, 자궁에서 시작한 통증이 아랫배·허리·허벅지 등의 인접 부위로 넓게 전이되어 퍼져 나간다는 점을 고려하면 전형적인 내장 통증에 속한다고 할 수 있죠. 생리통이 발생하는 이유는 크게 두 가지입니다. 하나는 생리를 할 때 발생하는 자궁 수축이 다른 사람들에 비해 너무 과하게 일어나서입니다. 다른 하나는, 생리 시에 자연적으로 나타나서 각종 통증을 유발하는 신경전달물질에 대한 민감성이 너무 높기 때문이고요.

먼저 자궁 수축이 왜 일어나는지 짚어 보겠습니다. 생리 주기가 끝나 황체가 퇴화하면 자궁이 수축하기 시작합니다. 필요성이 사라진 자궁 내벽을 무너트려 배출하는 생리를 시작하기 위해서죠. 자궁이 수축하는 동안에는 자궁 내에 혈액이 제대로 공급되지 않는데, 이렇게 혈액 공급이 차단되면 세포들이 산소를 얻지 못해 상처를 입습니다. 그 결과 통증 수용체를 민감하게 만드는 다양한 신경전달물질이 분비되고, 우리 몸은 약한 자극에도 더 큰 통증을 느끼게 되는 겁니다. 그런데 생리통을 심하게 겪는 여성들은 자궁이 수축 상태를 유지하는 시간이 더 길고, 자궁의 수축 빈도 역시 일반적인 여성들에 비해 빠르다는 것이 관찰됐습니다. 그러면 더 많은 세포가 통증 수용체

자극 물질을 분비하기 때문에, 결과적으로 다른 여성들에 비해서 생리통을 더욱 강하게 느끼게 되는 것이죠.

그다음으로 생리 시에 자연적으로 생성되는 통증 신호 전달 물질도 생리통의 원인으로 꼽힙니다. 건물에 갇힌 사람들이 구조 신호를 보내려고 커튼을 뜯어 흔드는 것처럼, 세포도 세포막을 일부 분해해 통증 신호 물질의 원료가 되는 아라키돈산(arachidonic acid)을 만들어 냅니다. 일단 커튼을 뜯어 내면 상황에 따라 찢어서 깃발을 만들건 꼬아서 밧줄을 만들건 다양한 활용이 가능하듯, 아라키돈산도 다양한 물질대사 경로를 통해 변형됩니다. 특히 COX, 즉 사이클로옥시게나제(cyclooxygenase)라는 효소를 이용하면 프로스타글란딘(prosta-glandin)이라는 물질이 만들어지는데, 프로스타글란딘은 통증과 발열을 유발하는 핵심 통증 물질 중 하나입니다. 생리 시에 자궁 내벽이 무너지면 프로스타글란딘이 많이 분비되는데, 그렇게 분비된 프로스타글란딘이 주변의 통증 수용체에 인식되면 생리통이 생기는 거죠. 진통제는 정확히 이 경로를 막습니다.

통증을 멈추는 마법이 가능한 이유

당연한 말이지만, 진통제가 질병 자체를 치료하는 약은 아닙니다. 그럼 진통제는 어떻게 통증을 없애 주는 걸까요? 타이레놀®이나 게보린®, 이지엔6® 같은 제품들은 COX 효소를 억제하는 방식으로 작용합니다. 앞서 COX가 프로스타글란딘을 만들고, 프로스타글란딘이 통증과 발열을 일으킨다고 말씀드렸죠. 다행히도 프로스타글란딘의 수명은 30초 정도로 매우 짧습니다. 진통제는 COX 효소의 작용을 억제함으로써 새로운 프로스타글란딘의 생성을 막아 주어, 우리의 고통을 줄여 주죠. (하나 덧붙이자면, 진통제를 먹어서 COX를 억제하면 통증을 유발하는 프로스타글란딘은 더 이상 만들어지지 않지만, 이미 만들어진 프로스타글란딘이 사라지는 것은 아닙니다.)

진통제의 원리는 이렇듯 단순하고 명쾌합니다. 그렇다 보니 시중에 판매되는 제품은 무척 다양해도 효과에는 큰 차이가 없습니다. 예컨대 진통제의 대표적인 성분 중 하나인 이부프로펜(ibuprofen)을 포함하는 제품은 2019년 기준으로 국내에 약 160개나 됩니다. 이지엔6®, 부루펜시럽®, 애드빌® 등 매우 다양하죠. 몸에 흡수되는 시간이 약간씩 다르다는 점을 제외하면, 약효는 거의 같다고 봐도 무방합니다. 타이레놀®로 유명한 아세트아미노펜(acetaminophen) 성분의 진통제가 두통에 조금 더 특화된 정도죠. 사실 어떤 성분의 진통제를 먹든, 통증이 완화되는 정도는 비슷합니다. 그러니까 치통에 쓰는 진통제가 따로 있고 생리통에 먹는 진통제가 따로 있는 게 아니라는 말이죠. 심지어는 어린이 해열제로 알려져 있는 부루펜시럽®을 먹어도 생리통에 효과가 있습니다. 물론 부루펜시럽은 어린이 복용량에 맞춘 연한 시럽이라, 성인이 진통 효과를 보려면 꽤 많은 양을 먹어야 합니다.

그런데 이렇게 고마운 진통제에 치명적인 단점이 하나 있습니다. 고용량의 진통제를 오래 복용한 사람들에게서 속 쓰림이나 심하면 위궤양 같은 증상이 발생했던 겁니다. 연구 결과 이런 위장 관계 부작용은 COX 때문이었습니다. COX가 통증을 유발하는 물질만을 만들어 낸다고 생각했는데, 알고 보니 소화기관을 소화액으로부터 보호해 주는 물질을 만드는 과정에도 관여했던 겁니다. 진통제를 복용하면 통증을 유발하는 물질뿐만 아니라 소화기관을 보호해 주는 물질도 억제됩니다. 그래서 진통제를 오래 복용하면 그렇게나 속이 쓰렸던 거였죠. 감기나 몸살 같은 증상으로 병원을 찾으면 진통제와 함께 다양한 약이 처방되는데, 이 중에는 위 보호제 성분도 같이 포함된 경우가 많습니다. 되도록 식사 후에 진통제를 먹으라는 약사의 권유도 소화기관을 보호하기 위해서죠.

속 쓰림 같은 부작용을 제외하면 진통제는 일상적인 통증을 잡는 데 무척 효과적입니다. 진통제 덕분에 많은 환자들이 고통에서 해방될 수 있었죠. 그런데 이런 진통제로도 가라앉힐 수 없는 고통이 있습니다.

통증 신호를 막는 마약성 진통제

전쟁은 사회를 병들게 할 뿐만 아니라, 전투에 참여한 사람에게 장애와 후유증을 남기기도 합니다. 심하면 손이나 발을 절단하는 극단적인 상황에 놓이기도 하죠. 그런데 이미 잘려 나간 사지에서 유발되는 통증을 겪는 환자들이 보고되기 시작했습니다. 끔찍한 고통을 일으키는 부위를 잘랐는데도 계속 통증을 느끼는 현상이 나타난 겁니

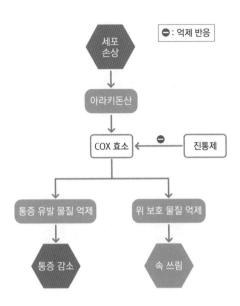

진통제를 먹었을 때 통증이 사라지는 과정

다. 이른바 환상통(phantom pain)이죠. 이런 유형의 통증은 통증을 유발하는 수용체는커녕 그 부위 자체가 존재하지 않으므로, COX를 억제하는 방식의 진통제는 쓸모없습니다. 이런 환자들에게도 유일하게 듣는 진통제가 바로 '마약성 진통제'입니다.

마약성 진통제의 시작은 양귀비에서 추출한 모르핀(morphine)입니다. 아스피린®도 없었던 과거에 진통 효과를 낼 수 있는 거의 유일한 물질이었죠. 모르핀을 포함한 마약성 진통제는 앞서 이야기한 진통제와는 전혀 다른 방식으로 작용합니다. 일반적인 통증의 전달 과정은 이렇습니다. 신경계 말단의 통증 수용체에서 통증을 인식하면,

신경 회로를 따라 통증이 뇌로 전달됩니다. 이 회로 중간에는 지나치게 강한 통증이 전달되는 것을 막으려는, 일종의 '긴급 정지' 스위치가 있습니다. 이 스위치를 작동시키는 신호 호르몬이 행복 호르몬이라고 알려진 엔도르핀(endorphin)이에요. 모르핀은 엔도르핀과 구조가 유사해, 엔도르핀이 하는 통증 신호 차단 역할을 대신할 수 있습니다. 통증 수용체에 통증 전달 물질이 도착해도 모르핀을 투여하면 뇌에까지 이 신호가 전달되지 않는 것이죠.

마약성 진통제를 이용하면 환상통뿐만 아니라 극심한 고통을 일으키는 삼차 신경병증(trigeminal neuropathy)이나 복합 부위 통증 증후군(CRPS, complex regional pain syndrome)·암 환자들이 겪는 암성 통증·수술 후 통증 등을 효과적으로 막을 수 있습니다. 혹시나 마약 성분이라는 점 때문에 의존성이 생기지 않을까 걱정하지는 않아도 됩니다. 이런 부분을 고려해서 의료진이 투여량을 결정하니까요. 다만 마약성 진통제가 작용하는 수용체가 통증 신호를 전달하는 곳 말고 다른 곳에도 있어, 부작용이 발생할 위험성은 있습니다. 가볍게는 변비 정도지만 심하게는 호흡 곤란이 발생할 수 있으므로, 진통제의 복용 용량을 환자가 정확히 알고 지키는 것이 중요합니다.

우리나라에서 비교적 쉽게 처방받을 수 있는 트라마돌(tramadol) 성분의 진통제들도 주의할 점이 있습니다. 이 약은 모르핀이 작용하는 수용체와 동일한 곳에 작용하는, 아주 약한 형태의 마약성 진통제입니다. 미국에서는 이 약도 마약성 진통제로 분류해 규제하고 있지

오늘도 약을 먹었습니다

만, 국내에서는 그렇지 않아서 동네 의원에서도 쉽게 처방받을 수 있죠. 일반적인 진통제를 먹기에는 평소 위가 너무 좋지 않다거나, 진통제의 용량을 많이 높여야 고통을 줄일 수 있는 환자들은 트라마돌 계열의 약을 먹는 편이 낫습니다. 하지만 효과 좋은 진통제를 구한다며 무작정 트라마돌 성분이 포함된 약을 먹는 행동은 장기적으로 봤을 때 환자에게 전혀 도움이 되지 않습니다. 마약성 진통제들은 약물 내성이 생기는 약이라 계속 용량을 늘려 가야만 하거든요. 울트라셋®이나 트리돌® 같은 제품을 복용하고 있다면 이 점을 꼭 명심해야 합니다. (이런 약들은 효과가 강력한 진통제인 만큼 부작용도 따를 수 있음을 기억하세요.)

왜 술과 타이레놀을 같이 먹으면 안 될까?

타이레놀®의 주성분인 아세트아미노펜은 세상에서 가장 안전한 약 중 하나입니다. 임신 상태에서도 안전하게 먹을 수 있는 몇 안 되는 약 중 하나이며, 어린이나 노인같이 신체 기능이 떨어지는 환자들에게도 가장 안심하고 쓸 수 있는 약이죠. 그런데 아세트아미노펜 성분의 약은 절대 술과 같이 먹으면 안 됩니다.

'약 먹을 때 술 드시지 마세요.'라는 말을 워낙 많이 듣다 보니, 이를 빨리 나으라는 잔소리 정도로 인식하는 분도 있습니다. 술 좀 먹는다고 큰 탈이 나겠느냐는 생각으로 평소처럼 약주를 곁들이는 분들이 있죠. 알코올과 같이 섭취하더라도 별다른 악영향이 없는 약들도 분명 있습니다. 그런데 특정한 약들은 알코올과 함께 먹으면 치명적인 부작용이 발생할 수 있습니다. 그중 대표적인 것이 아세트아미노펜을 포함한 약들입니다.

음식이 입으로 들어오면 화장실에서 내보내게 되듯, 약도 비슷한 방식으로 배출됩니다. 그 과정을 담당하는 장기가 간인데, 아세트아미노펜도 간에서 분해를 거쳐 몸 밖으로 배출되죠. 공교로운 점은 술에 포함된 알코올도 아세트아미노펜과 같은 경로를 거쳐 분해된다는 겁니다. 비유를 그대로 이어 가 보겠습니다. 아세트아미노펜과 함께 알코올을 섭취하면, 변기 칸을 모두 알코올이 점령하는 상황이 벌어집니다. 그러면 평소에 아무리 멀쩡하던 사람도 어딘가에 똥을 지릴 수밖에 없습니다. 그것도 아주 독한 똥을요.

아세트아미노펜이 분해되는 과정이 알코올에 의해 방해를 받으면 NAPQI(N-acetyl-p-benzoquinone imine)라는 간독성이 강한 물질이 간에 축적됩니다. 처음에는 메스꺼움과 식욕부진 같은 가벼운 증상이 나타나지만, 간의 손상이 진행되기 시작하면 극심한 구토와 복통이 시작됩니다. 심해지면 황달과 함께 의식이 혼미해지는 증상이 나타나 병원 신세를 지게 되는데, 아예 간이 괴사하여 간 이식을 받아야 하는 무시무시한 상황도 벌어질 수 있습니다.

여기까지 읽은 독자분들은 술을 마셨거나 숙취가 있을 때 타이레놀®만 피하면 된다고 생각하실 수 있습니다. 과연 그럴까요? 제가 굳이 아세트아미노펜이라는 어려운 성분명을 계속 반복한 데에는 이유가 있습니다. 일상적으로 섭취하는 약에는 대부분 아세트아미노펜 성분이 들어 있거든요. 흔히 먹는 판콜®이나 판피린® 같은 복합 감기약은 물론이고, 펜잘®이나 게보린® 같은 진통제에도 아세트아미노펜 성분이 포함되어 있습니다. 성분명을 꼭 확인해야 하는 이유예요.

아세트아미노펜이 포함된 약을 먹는 중에 부득이하게 저녁 술자리가 있다면 저녁 약은 무조건 걸러야 하고, 다음 날 숙취로 인해 두통이 심하다면 속 쓰림 발생을 감수하고라도 차라리 이부프로펜 성분의 진통제를 먹는 편이 낫습니다. 물론 제일 좋은 것은 아플 때 '금주'하여 건강을 빨리 되찾는 일이겠죠.

08 | 고혈압 치료제

Antihypertensive

2016년 보건복지부에서 실시한 『노인실태조사』 결과에 따르면, 노인들은 여가 시간의 절반가량을 TV 시청에 쓰고 있습니다. 본가에 내려가면 저도 종종 드라마 방영 시간에 맞춰 할머니와 함께 TV 앞에 자리를 잡곤 하죠. 원래 보던 드라마가 아니어도 상관없습니다. 재벌가에 얽힌 출생의 비밀과 삼각관계 이야기는 너무 익숙해서, 조금만 봐도 드라마 흐름을 얼추 따라잡을 수 있거든요.

그런데 요즘 드라마에는 예전 '막장 드라마'의 상징과도 같았던 '뒷덜미 잡는 회장님'이 좀처럼 등장하지 않습니다. 시댁에서 며느리 오디션을 보고, 못된 남자가 김치로 뺨을 맞는 별별 드라마의 전성기에 왜 저런 극적이고 효과적인 장면이 빠진 걸까요? 회장님의 고혈압에 특효약이 생긴 걸까요? 저는 이 변화에 브라질 독사의 공이 크다고 생각합니다. 이 뱀이 고혈압 치료제를 만드는 데 큰 기여를 했거든요.

혈관이 문제인가, 혈액이 문제인가

몸이 세포 하나로 이루어진 단세포 미생물들은 체내의 다른 세포로 영양분을 전달할 일이 없습니다. 하지만 인간을 비롯한 다세포 생물들은 영양분을 소화하고 섭취해서, 이를 온몸의 다른 세포에 전달하는 과정이 꼭 필요합니다. 손톱은 물론이고 겨드랑이나 발뒤꿈치 같은 곳의 세포도 생존을 위해서는 꾸준히 영양분 공급을 받아야 하죠. 그 역할을 담당하는 게 '혈액'입니다. 혈액은 소장에서 흡수된 영양분을 온몸으로 보내고, 다시 말초 조직에서 만들어진 노폐물을 수거해 신장으로 내보내죠. 이러한 기능을 수행하는 심장과 동맥, 정맥을 비롯한 각종 혈관을 통틀어 순환기계(循環器系)라고 부릅니다. 그렇다면 혈압은 정확히 뭘 말하는 걸까요?

즐거운 이들과의 식사 자리에서 과식하는 경우가 종종 있습니다. 그 업보가 배에 쌓이면, 작년에 산 바지에 죄책감을 느끼는 날이 오고야 말죠. 이때 불쌍한 바지 버클이 느끼는 압력이 혈압이라고 생각하면 됩니다. 즉 바지는 혈관이고, 바지를 밀어내는 배가 혈액이라고 이해하면 되죠. 압력이 너무 높아지면 우리는 두 가지 선택을 할 수 있습니다. 하나는 탄력성이 높고 통이 큰 트레이닝 바지로 갈아입는 것이고, 다른 하나는 배의 부피를 줄이는 것입니다. 고혈압을 조절하는 방식도 비슷합니다. 혈관을 이완시켜 혈압을 떨어트리거나, 혈액의 양 자체를 줄여 줘야 해요. 어느 방식이 좋은지는 사람에 따라 다릅니다. 어떤 사람은 얼른 바지 사이즈를 늘려 주는 게 좋지만, 어떤 사람은 다이어트 외에는 대안이 없기도 하거든요.

흡연자나 노년층에서 고혈압 위험성이 높은 이유는 이 '바지'에 해당하는 '혈관' 때문입니다. 담배가 몸에 안 좋다는 말은 마치 많이 먹으면 살찐다는 말처럼 공허하게 받아들여지기도 하지만, 담배에 포함된 니코틴은 혈관의 탄력성을 떨어트리는 데 엄청나게 큰 기여를 합니다. 담배를 피우지 않아도 나이가 들면서 혈관의 탄력성은 점차 떨어지는데, 담배가 이를 가속화하는 겁니다. 이때는 혈관의 탄력성이 문제이므로, 노인성 고혈압에는 혈관을 이완시켜 주는 방식의 치료법을 선택하는 경우가 많습니다. 반대로 젊은 고혈압 환자들은 혈액의 양이 문제인 경우가 많아, 이쪽을 치료 목표로 삼는 경우가 많죠. 그런데 혈압이 높으면 정확히 어떤 문제를 일으키는 걸까요?

회장님이 뒷덜미를 잡은 이유

할머니께서 보시던 옛날 드라마에는 항상 반항기 넘치는 재벌가 아들이, 가난한 집안 출신 여인을 집에 데려오곤 했습니다. 그러면 회장님은 불같이 화를 내다가 갑자기 뒷덜미를 잡고 쓰러졌죠. 회장님이 겪은 이런 증상은, 스트레스에 의해 급격히 혈압이 높아지며 나타난 고혈압성 위기(hypertensive crisis)일 가능성이 큽니다. 체중이 바지의 한계를 넘어 불어나면 결국 버클이 터지듯, 혈압이 너무 높으면 몸 곳곳의 혈관이 터집니다. 다른 곳의 혈관이 파열되어도 문제지만, 뇌의 혈관이 터져 뇌졸중(stroke)이 발생하면 영구적인 장애를 얻거나 사망에 이를 수도 있죠.

이런 극단적인 경우 외에도 고혈압은 몸 곳곳에 다양한 부담을 줍니다. 가령 심장은 고혈압으로 인해 타격을 받는 대표적인 장기 중 하나입니다. 심장은 온몸의 혈액을 순환시키는 펌프 역할을 하는데, 이때 심장 내의 압력이 혈관 내의 압력보다 높아져야지만 혈액을 심장 밖으로 뿜어낼 수 있습니다. 그런데 혈압이 높아지면 그만큼 더 큰 힘으로 혈액을 밀어내야 하고, 잠시도 쉴 수 없는 심장 근육은 과부하에 시달립니다. 결국 심장의 '번 아웃'이 오죠. 심장 기능이 떨어지는 '심부전'이 발생하는 겁니다.

심부전 초기에는 운동할 때 지나치게 숨이 차는 증상이 나타납니다. 또한 혈액이 잘 순환해야 신선한 산소를 몸 곳곳의 세포에 전달할 수 있는데, 심부전이 발생하면 신체에 산소가 제대로 공급되지 못합니다. 폐 기능이 정상이어도 심장 기능이 떨어지면 호흡이 가빠지는 이유죠. 점차 질환이 악화되면, 나중엔 운동하지 않고 가만히 있는 상태에서도 숨이 차는 증상이 발생하죠. 이런 상태가 되면 심장을 강하게 박동하게 해 주는 디곡신(digoxin) 같은 강심제를 복용해야만 정상적인 생활을 영위할 수 있습니다. 그마저도 하지 않으면 결국은 사망에 이르게 되고요. 이처럼 고혈압은 혈압이 높은 것 자체가 문제라기보다는, 혈압이 높아져서 이차적으로 나타나는 각종 합병증이 더 큰 문제라고 할 수 있습니다.

그렇다면 과연 어느 정도의 혈압을 유지해야 할까요? 절대적으로 적합한 기준점을 정하기란 거의 불가능합니다. 다만 특정 혈압 수준을 유지했을 때, 합병증으로 사망하는 사람이 얼마나 줄어드는지를 대략적으로 파악할 수는 있습니다. 혈압은 심장이 수축할 때 상대적으로 더 높고, 심장이 이완할 때 상대적으로 더 낮으므로 하나의 혈압으로 표현하기보다는 두 지점에서의 혈압을 병기하는 경우가 많습니다. 이를 각각 수축기 혈압, 이완기 혈압이라 합니다. 연구에 따르면 수축기 혈압을 10~20, 이완기 혈압을 5~10 정도 낮출 시 뇌졸중이 30~40% 감소하며, 심근경색(심장동맥경화증 때문에 혈액순환이 제대로 되지 않아 심장 근육에 괴사가 일어나는 병) 위험도 15~20% 정도 감소한다고 알려져 있습니다. 2018년 대한고혈압학회 고혈압 진료 지침 기준에 따르면, 이런 점을 고려해서 의사들이 합의한 목표 수치가 수축기 140, 이완기 90인 140/90mmHg입니다. 이보다 수치가 높다면, 이제 저 기준에 맞도록 혈압을 낮출 때입니다.

마개 없는 욕조에 물을 채우는 방법

중학교 수학 시간에 이런 문제를 풀어 본 적이 있을 겁니다. 부피가 얼마인 빈 욕조에 어느 속도로 물을 채우면, 욕조가 가득 차기까지 얼마의 시간이 걸리냐는 문제 말입니다. 응용문제는 조금 더 복잡해집니다. 속도가 다른 수도꼭지가 여러 개라든지, 욕조 바닥에 배수구가 열려 있다든지 하는 식으로요.

인체에서 혈액의 양이 조절되는 방식을 욕조 채우기 문제에 비유해 볼 수 있습니다. 혈액이 수돗물이라면 혈액이 처음 나오는 수도꼭지는 심장입니다. 수도꼭지에서 나온 물이 욕조에 도달하듯, 심장에서 나온 혈액은 혈관에 들어오죠. 이윽고 욕조에 담긴 물이 배수구로 빠져나가는데, 몸에서 이와 같은 역할을 하는 기관이 신장(kidney)입니다. 한마디로 심장에서 나온 혈액이 혈관을 거쳐 신장으로 배설되는 순환 경로를 거치죠.

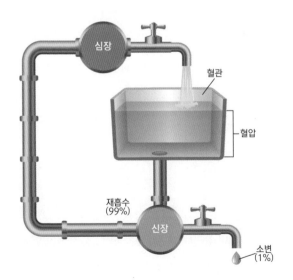

여기서 욕조에 담긴 물의 높이를 '혈압'이라고 할 수 있습니다. 같은 양의 물이 담겨 있어도 욕조가 좁아지면(혈관이 수축하면) 물의 수위인 혈압은 올라갑니다. 반대로 욕조의 크기가 일정하다면(혈관의 너비가 일정하다면) 오직 물의 양만이 혈압에 영향을 미치게 됩니다. 욕조의 크기가 일정하다는 가정하에, 혈압을 낮추기 위해서는 물의 양을 줄여야 합니다. 어떻게 해야 할까요?

가장 쉬운 방법은 수도꼭지를 살짝 잠가 심장이 내뿜는 혈액의 양을 줄이는 것입니다. 우리 몸은 스트레스를 받거나 위험에 처했을 때 몸을 전반적으로 긴장시키는 교감신경이 활성화됩니다. 심장이 빨리 뛰고, 근육이 긴장되며, 혈액을 수송하는 혈관이 이완되어 많은 양의 혈액을 각 신체 기관에 공급할 준비를 하죠. 그런데 심장이 내보내는 혈액의 양이 늘어나면 혈압도 높아집니다. 그래서 초창기 고혈압 치료제는 심장에 있는 교감신경의 작용을 일부 차단하여, 심장에서 나오는 혈액의 양을 줄이는 단순하고 확실한 방법을 택했습니다. 이런 약의 대표적인 유형이 베타 차단제(beta-blocker)라는 종류의 약들인데, 저렴하다는 장점이 있습니다. 하지만 새로운 약이 많이 나온 요즘은 가격 외에는 별로 나은 점이 없어서 일차적으로 사용하진 않습니다.

욕조에 담긴 물의 양을 줄이는 다른 방법은 배수구를 통해 빠져나가는 물의 양을 늘리는 것입니다. 우리 몸의 신장은 굉장히 특수한 방식으로 물을 내다 버립니다. 신장을 통해 걸러진 혈액의 99%는 다시 몸으로 재흡수가 되고, 남은 1%의 물이 농축되어 소변으로 배출되는 식이죠. 그래서 다이크로짇® 같은 이뇨제(diuretic)는 신장에서의 소변 배출량을 늘려서 혈압을 떨어뜨리는 방식으로 작용합니다. 하지만 이뇨제는 소변을 자주 보게 된다는 본질적인 불편함을 갖고 있으며, 중증의 고혈압 환자한테는 별다른 효과가 없다는 단점이 있죠. 이 때문에 단독으로 사용되기보다는 다른 약과 병용하여 쓰이는 편입니다.

브라질 독사에서 시작된 새로운 고혈압 치료제

이제 드디어 브라질 독사(*Bothrops jararaca*)에서 시작된 새로운 고혈압 치료제에 대해 이야기할 때입니다. 브라질 독사는 살모사의 일종으로, 이 뱀에 물리면 혈압이 급격하게 떨어져서 결국 사망에 이르게 됩니다. 브라질 사람들은 이런 뱀독의 특성을 사냥에 이용하곤 했습니다. 그런데 영국의 약학자 존 베인John Vane, 1927-2004은 조금 다른 사용법을 떠올렸습니다. 혈압을 급격히 떨어뜨리는 뱀독을 잘 이용하면 새로운 고혈압 치료제를 탄생시킬 수 있음을 직감한 겁니다. 브라질 독사의 뱀독에는 복잡한 구조의 단백질이 포함되어 있습니다. 약학자들은 이 단백질 성분을 연구하여 혈압을 낮추는 데 핵심적인 구조를 찾아냈고, 이를 개선해서 캡토프릴(captopril)이라는 새로운 약을 개발했습니다. 이 약은 기존의 설명한 약들과 다른 방식으로 작용합니다.

앞서 신장에서는 소변량을 조절해서 혈액의 양을 조절할 수 있다고 말씀드렸습니다. 구체적으로 들여다보면, 이 과정은 안지오텐신(angiotensin)이라는 호르몬을 통해 조절됩니다. 안지오텐신은 혈관을 수축시키고, 소변량을 감소시키는 두 가지 방향으로 작용해 혈압을 올려 버리죠. 이 과정을 매개하는 핵심 요소가 안지오텐신 전환 효소(ACE, angiotensin converting enzyme)입니다. 비활성 상태이던 안지오텐신을 활성화하는 역할을 하죠. 그런데 연구해 보니 뱀독의 단백질에는 안지오텐신 전환 효소를 억제하는 성질이 있습니다. 뱀독의 단백질 성분을 이용해 이 효소를 차단하면 혈관 수축을 막을 수 있고, 소변량도 증가하니 혈압을 급격하게 떨어뜨릴 수 있겠죠? 이런 원리로 만들어진 캡토프릴과 같은 약들을 '안지오텐신 전환 효소 억제제(ACE inhibitor)'라고 합니다. 고혈압 치료제 개발 역사에서 정말 혁신적인 일이었죠.

하지만 아쉽게도 캡토프릴과 같은 약들에는 거슬리는 부작용이 따라왔습니다. 처음에는 안지오텐신 전환 효소가 안지오텐신을 활성화하는 데만 관여하는 줄 알았는데, 알고 봤더니 몸에 기침을 유발하

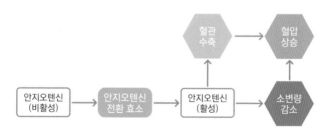

안지오텐신 전환 효소로 인해 고혈압이 일어나는 과정

는 성분을 분해하는 데도 관여했죠. 혈압을 낮추기 위해 안지오텐신 전환 효소를 억제하자 기침을 유발하는 성분이 늘어났고, 고혈압 약을 먹는 환자들은 지속적인 마른기침으로 고생해야 했습니다. 그렇지만 약학자들은 효과적인 이 고혈압 약을 포기할 수 없었습니다. 마침내 안지오텐신 전환 효소를 직접적으로 억제하는 방식이 아니라, 안지오텐신이 결합하는 수용체만 차단하는 약을 개발해 냈죠. 이것이 바로 국내에서 가장 많이 사용되는 고혈압 치료제입니다. 발사르탄이나 로사르탄같이 이름 끝에 '사르탄(-sartan)'이 붙은 약들이죠.

이런 약으로 노인성 고혈압까지 해결할 수 있을까요? 그렇진 않습니다. 노인의 경우에는 혈관의 탄성이 떨어져서 혈압이 높아지는 일이 많습니다. 외부에서 혈관을 수축하라는 신호가 특별히 많이 들어오는 것도 아닌데, 노인의 혈관은 이상하게도 잔뜩 움츠러든 상태를 유지하곤 하죠. 다행히도 이런 종류의 고혈압을 치료할 수 있는 약도 개발되었습니다. 혈관이 수축할 때는 '칼슘 이온'의 이동이 필수적인데, 칼슘 이온이 혈관 내로 이동하는 것을 억제하면 혈관이 수축하는 정도가 줄어든다는 게 발견됐거든요. 약학자들은 곧 칼슘 이온이 이동하는 통로를 막는 방식으로 작용하는 약을 개발해 냈습니다. 이를 칼슘 채널 차단제(CCB, calcium chanel blocker)라고 합니다. 노인성 고혈압 환자가 많이 쓰는 암로디핀(amlodipine) 성분의 노바스크®나, 니페디핀(nifedipine) 성분의 아달라트오로스® 같은 약들이 여기에 속하죠.

약, 일상의 풍경을 바꾸다

여기까지 읽고 나니 문득 의문이 드실 겁니다. 이렇게나 다양한 고혈압 치료제가 개발되어 쓰이고 있는데, 대체 왜 예전 드라마에는 혈압 조절을 하지 못해서 쓰러지는 회장님이 자주 등장했던 걸까요? 무척 안타까운 일이지만, 회장님이 뒷덜미 잡고 쓰러지던 시절에는 안지오텐신 전환 효소 억제제도, 안지오텐신 수용체 차단제도, 칼슘 채널 차단제도 개발되지 않은 상태였습니다. 캡토프릴은 1981년에 승인받아서 1988년에 우리나라에 도입되었습니다. 칼슘 채널 차단제 암로디핀은 1990년에 약으로 승인되어 1991년에 한국 땅을 밟았죠. 과연 이런 약들은 얼마나 효과가 있었을까요?

1983년 기준, 인구 10만 명당 순환기 질환으로 인해 사망하는 사

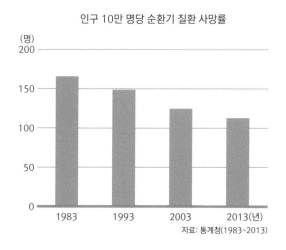

인구 10만 명당 순환기 질환 사망률

자료: 통계청(1983~2013)

람은 166명 정도였습니다. 2020년 기준 대한민국 인구가 5,178만 명이니 이 시기의 사망률을 토대로 계산하면 8만 6,000명 정도가 순환기 질환으로 사망했어야 하는 거죠. 그런데 30년이 지난 2013년의 인구 10만 명당 순환기 질환 사망률은 113명에 불과합니다. 같은 방식으로 계산하면 5만 8,000명이니, 1980년대 후반부터 1990년대 들어 도입된 각종 고혈압 치료제 덕분에 2만 8,000명 정도의 사람이 죽음을 면하게 된 거죠.

어릴 때 뒷덜미 잡고 쓰러진 집안 어른들의 이야기를 듣고 자란 드라마 작가들은, 본인이 쓰던 드라마에도 그즈음의 실태를 그대로 반영했습니다. 시간이 지나면서 드라마 작가의 세대교체가 이루어지며 이런 장면은 자연스럽게 사라진 거고요. 이처럼 새로운 약 하나가 개발되면 일상의 풍경도 바뀝니다. 그 누구도 의도하진 않았지만, 브라질 독사 덕에 회장님들은 고혈압으로 쓰러지는 대신 김치로 뺨을 맞게 됐습니다.

고혈압 치료제

G선상의 알약

　수백, 수천 명이 보는 무대 위에 서는 것은 굉장히 부담이 따르는 일입니다. 가슴이 빨리 뛰고, 손에 땀이 흥건해지며, 입은 바짝바짝 마르죠. 교감신경이 지나치게 자극되면 이런 증상들이 나타납니다. 증상을 진정시키지 못하면 중요한 발표를 망치거나 연주를 제대로 못 하는 경우도 생깁니다. 소위 말하는 무대 공포증(performance anxiety)이죠. 그런데 교감신경에 대한 이야기는 고혈압을 설명하면서도 나왔습니다. 교감신경을 억제해서 혈압을 떨어트릴 수 있다면, 무대 공포증에도 베타 차단제를 쓸 수 있지 않을까요?

　기존에 고혈압 치료제로 쓰이던 베타 차단제들은 심장에 대한 작용이 더 큰 약들이었습니다. 혈압을 떨어트리는 것이 목적이니, 몸의 다른 부위에 작용하는 성질을 최대한 줄이려는 의약품들이 개발된 것입니다. 이와 달리 초기에 개발된 프로프라놀롤(propranolol) 같은 약은 이런 배려(?)가 없어 심장은 물론이고 전신에 효과를 미쳤습니다. 그런데 무대 공포증에 프로프라놀롤 성분의 약이 특효라는 증언들이 여기저기서 들려오기 시작했습니다. 의약품 허가 사항에는 없지만, 프로프라놀롤을 처방받은 사람들이 약의 도움으로 무사히 공연을 마쳤다는 증언이 쏟아져 나왔죠. 이를 검증하기 위해 아무 효과가 없는 가짜 약과 비교하는 임상 시험을 진행했는데, 무대 공포증에 나름의 효과가 있다는 결과가 나왔습니다. 이때부터 많은 사람들이 허가 외 사용으로 프로프라놀롤을 처방받아 사용하기 시작했습니다. 국내에서는 인데놀®이라는 상품명으로 출시되어 예술계 쪽에서 자주 사용되고 있어요. 고혈압 치료제로 쓰기에는 그리 좋다고 할 수 없는 약이, 엉뚱하게 다른 방향으로 활약하게 된 겁니다.

그렇지만 조금 주의할 필요가 있습니다. 교감신경을 억제해서 떨림 등을 억제하는 효과는 분명하지만, 이 약은 원래 고혈압 치료제로 개발되었다는 사실을 꼭 인지하셔야 합니다. 평소에도 혈압이 그리 높지 않은 사람은 약을 복용했다가 저혈압이 올 수도 있거든요. 또한 심리적인 불안을 약에만 기대려는 약물 의존성이 생길 위험성도 있습니다. 필요하면 도움을 받아야겠지만, 남용은 말아야겠습니다.

09 | 당뇨병 치료제

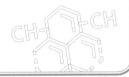

    1인 가구가 꾸준히 늘고 있습니다. 여성가족부 조사에서 2000년 15.5% 정도에 불과하던 1인 가구 비율이 2017년에는 28.6%로 껑충 뛰었죠. 저도 여기 포함되는 사람입니다. 20대 초반부터 나와 살아서 이제는 '프로 자취러'지만, 처음에는 무척 서툴렀습니다. 좋은 방을 구하는 방법도 몰랐죠.

    집을 처음 구하던 때가 기억납니다. 어쩌다 정말 멋진 방을 소개받게 되었습니다. 학교와 가까운데 집값이 그리 비싸지 않고, 여름에는 햇볕이 덜 들어 시원하며, 외풍이 없어 겨울에도 춥지 않은 방. 집주인과 함께 방을 둘러본 다음 흔쾌히 계약을 진행했죠. 그런데 이런 조건들이 의미하는 바가 제 예상과는 좀 달랐다는 것을 장마철에야 깨닫게 됐습니다. 볕이 들지 않고 환기가 잘되지 않는 방은, 장마철의 습기를 한껏 머금고 방에서 내보내 주질 않았거든요.

    장마가 끝날 즈음, 저는 냉장고 뒤의 벽지가 무언가로 새까맣게 덮인 것을 발견했습니다. 볕이 들지 않는 방의 가장 어두운 곳에서 곰팡이가 습기를 먹고 잔뜩 자라 있던 겁니다. 습도가 너무 높으면 방 주인도 모르게 벽지가 싹 바뀔 수도 있다는 걸 그때야 알게 됐죠.

Antidiabetics

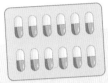

   당뇨병이 생기는 원리도 자취방에 곰팡이가 생기는 이유와 무척 비슷합니다. 너무 습기가 많으면 곰팡이가 활개를 치는 것처럼, 우리 몸에 혈당(혈액 속에 녹아 있는 포도당)이 지나치게 많으면 의도치 않게 '곰팡이'가 생길 수 있거든요. 이 기분 나쁜 곰팡이들을 없애기 위해 약학자들은 오랜 시간 고민해 왔습니다.

   지금부터 당뇨병은 왜 생기는 것이고, 어떤 약으로 치료해야 하는지 안내해 드리겠습니다.

우리 몸의 포도당 가습기, '간'

우리가 돼지고기를 먹어도 몸에 삼겹살이나 목살이 자라나지 않는 이유는, 음식물이 위와 소장을 거치며 잘게 분해되어 분자 수준의 아미노산으로 변하기 때문입니다. 장난감 레고 조립을 할 때를 떠올리면 이해가 쉽습니다. 음식물로부터 얻은 아미노산을 단일 레고 블록 수준으로 분해한 뒤 다시 조립하면, 우리 몸에 필요한 단백질을 만들 수 있습니다. 그런데 인체의 생화학적인 합성 과정을 거치면 아예 레고 블록 자체를 다른 형태의 블록으로 바꿀 수도 있습니다. 아미노산을 이용해서 포도당을 만들 수도 있고, 포도당을 이용해서 지방산을 만들 수도 있죠. 반대로 지방산으로 포도당을 만드는 역과정도 가능합니다. 이렇게 레고 블록을 자유자재로 활용할 수 있으니, 인체는 가장 효율적으로 에너지를 저장하고자 합니다. 그래서 우리 몸이 쓰고 남은 영양소를 보관할 때는, 같은 부피에 가장 많은 에너지를 담을 수 있는 형태인 지방으로 저장하죠.

그러다가 공복 상태가 지속되어 에너지가 필요해지면, 인체는 저장해 두었던 지방을 필요에 따라 분해하여 지방산으로 만듭니다. 그런데 세포 대부분은 지방산보다 포도당 형태로 영양분을 공급받는

오늘도 약을 먹었습니다

편을 훨씬 선호하죠. 특히 뇌는 포도당을 매우 좋아하기 때문에, 지방을 분해해서 얻은 지방산을 그대로 사용하기는 힘듭니다. 그리하여 지방산은 대부분 혈액을 타고 간으로 이동하는데요. 간에서는 지방산을 이용해 포도당을 합성하는 포도당 신생 합성(gluconeogenesis)을 진행해서, 지방산을 포도당으로 바꿔 혈액으로 내보냅니다. 간에 들어가는 혈액은 포도당 농도가 일정하지 않지만, 간을 통과한 혈액은 항상 포도당 농도가 적정 수준으로 유지되죠. 간은 우리 몸에 있는 일종의 '포도당 가습기'인 셈입니다.

이때 간에서 자체적으로 혈액 중 포도당 농도를 인식하고 포도당을 얼마나 만들어야 할지 조절할 수 있으면 참 편리하겠죠. 하지만 아쉽게도 간은 외부에서 리모컨 신호를 받아야 작동하는 구형 가습기입니다. 위와 십이지장 근처에 존재하는 특수한 장기인 췌장이 리모컨 역할을 하죠. 췌장에는 베타 세포라는 특수한 호르몬 분비 세포가 있는데, 베타 세포에는 인슐린이라는 호르몬이 저장되어 있습니다. 평소에도 일정 수준의 인슐린은 계속 분비되고 있지만, 혈중 포도당 농도가 정상보다 높아지면 베타 세포는 이를 인식해 인슐린 분비량을 늘리게 됩니다. 인슐린은 간에는 포도당 분비량을 줄이라는 신호를 주고, 근육에는 포도당 소모량을 늘리라는 신호를 전달하며, 지방 세포에는 지방 분해를 줄이라는 신호를 줍니다. 이 과정에 문제가 생기면, 흔히 말하는 당뇨병(diabetes)이 생기는 겁니다.

당뇨병은 왜 문제가 될까요? 살짝 녹아 버린 사탕에서 사탕 껍질

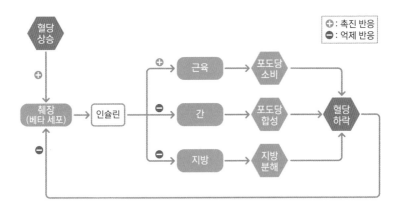

인슐린의 작용으로 혈당이 조절되는 과정

을 벗겨 내기가 힘든 것처럼, 우리 몸의 혈관에 흐르는 혈액의 농도가 정상보다 진해지면 혈관이 느끼는 저항도 훨씬 커집니다. 영향은 큰 혈관과 모세혈관 모두 받지만, 모세혈관은 너비가 작아 훨씬 더 치명적이죠. 눈의 망막에 있는 모세혈관이 타격을 받으면 시력을 잃을 수 있고, 신장의 모세혈관이 타격을 받으면 신부전이 와서 평생 투석을 받아야 할 수도 있습니다.

왜 '포도당 가습기' 간이 오작동할까

당뇨병은 이름 때문에 '소변으로 당이 많이 나오는 병'이라는 오해를 받기도 하지만, 이는 당뇨병으로 인해 생기는 증상 중 하나일 뿐입니다. 당뇨병의 정확한 정의는 '혈중 포도당 농도가 정상치보다 높은 상태'를 말하지요. 당뇨병을 검사하려면 어떻게 해야 할까요? 단순히 혈액을 뽑아 포도당이 얼마나 들어 있는지 검사하면 되지 않느냐고 생각할 수도 있지만, 우리 몸의 혈당 수치는 계속 변합니다. 식사 여부에 따라서도 혈당 수치는 달라지니까요. 식사 직후에는 음식에서 영양소를 흡수하느라 혈당이 마구 올라가고, 공복에는 그에 비하면 훨씬 낮은 수치를 유지하거든요. 그래서 아침 공복 상태의 혈당을 측정하거나, 공복 상태에서 일정한 양의 당을 섭취하고 혈당이 어떻게 변화하는지 확인하는 방식이 개발되었어요. 그렇지만 혈당을 체크하는 가장 확실한 방법은 당화혈색소(HbA1c)수치를 살펴보는 것입니다. 당화혈색소란 혈액 속의 적혈구와 포도당이 결합한 정도를 나타내는 수치를 말합니다. (적혈구는 주변의 포도당과 결합하는 성질이 있는데, 포도당 농도가 높으면 포도당과 더 많이 결합하고 포도당 농도가 낮으면 덜 결합합니다. 따라서 적혈구가 당과 결합한 정도를 살피면, 평균 혈당 수치를 알 수 있습니다.)

그런데 애초에 혈당이 비정상적으로 높아지는 현상은 왜 나타나는 걸까요? 여기에는 크게 두 가지가 있습니다. 앞서 인슐린이 우리 몸에서 혈당을 낮추는 리모컨 역할을 한다고 말씀드렸죠. 이 리모컨이 고장 나는 경우(인슐린 분비가 제대로 안 되는 경우)가 있고, 리모컨이 신호를 보내도 이를 제대로 받지 못하는 경우(인슐린 수용체가 신호를 받아들이지 못하는 경우)가 있습니다. 그 외에도 약물 부작용에 의해서 혈당이 높아진다거나 임신 등의 특수한 상황에서 혈당이 높아질 수도 있지만 전체 당뇨병 환자 중에는 일부죠.

먼저 리모컨이 고장 나는 경우, 그러니까 인슐린이 제대로 분비되지 않는 상황부터 살펴봅시다. 우리 몸에서 췌장의 베타 세포는 혈중 포도당 농도를 인식하고, 그에 맞춰 인슐린을 분비해 혈당을 낮춥니다. 그런데 어떤 사람들은 유전적으로 인슐린을 만드는 데 관여하는 단백질에 결함이 있어서, 베타 세포에서 인슐린을 생산하지 못합니다. 몸의 면역 기능에 이상이 생겨서 면역 세포들이 췌장의 베타 세포를 공격해 파괴하는 사람도 있고요. 결과적으로 베타 세포에서 인슐린이 분비되지 않아 당뇨병이 생기게 되는 겁니다.

이런 유형을 '1형 당뇨병' 혹은 '소아 당뇨병'이라고 부릅니다. 흔히들 당뇨병을 성인병으로 알고 있지만, 1형 당뇨병은 그렇지 않습니다. 1형 당뇨병은 대부분 어린 나이에 발병하며, 비만이라 생기는 질환이 아닙니다. 1형 당뇨병 환자의 경우 인슐린 주사만 잘 맞으면 일상생활에 큰 문제가 없습니다.

두 번째는 리모컨이 신호를 보내도 이를 제대로 받지 못하는 경우입니다. 췌장의 베타 세포에서 적절히 인슐린이 분비되고 있음에도 불구하고, 인슐린이 효과를 나타내지 못하죠. 앞서 설명했듯이, 인슐

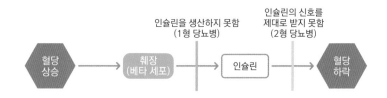

오늘도 약을 먹었습니다

린은 간과 근육 모두에 신호를 전달합니다. 인슐린은 포도당을 줄이기 위해 (포도당 분비를 담당하는) 간에는 포도당 분비를 줄이라는 신호를 보내며, (포도당을 소모하는) 근육에는 포도당 소비를 늘리라는 신호를 보냅니다. 그런데 간이나 근육이 인슐린의 신호를 받고도 제대로 반응하지 않는 현상이 나타나기도 합니다. 이처럼 인슐린이 분비되고 있음에도 불구하고 인슐린에 대한 반응이 줄어드는 것을 인슐린 저항성(insulin resistance)이라고 부릅니다.

인슐린 저항성이 왜 발생하는지에 대해서는 명확한 결론이 나지 않은 상태입니다. 지금까지의 연구를 종합하면 가장 설득력 있는 가설은 이렇습니다. 간과 근육에 지방이 많아지는 경우, 인슐린 신호 전달이 제대로 이루어지지 않게 되어서 인슐린 저항성이 생긴다는 겁니다. 간이나 근육세포에 지방이 분해되고 남은 찌꺼기가 쌓이게 되면, 이것이 인슐린의 신호 전달을 방해합니다. 비유하자면, 리모콘과 TV 사이에 쓰레기들이 놓여서 신호 전달에 방해를 받는 경우랄까요? 실제로 이런 유형의 당뇨병은 비만 환자에게서 더 많이 관찰됩니다. 우리가 일반적으로 알고 있는 성인 당뇨병이고, 학술적으로는 이를 '2형 당뇨병'이라 부릅니다.

혈당을 낮추는 몇 가지 방법

어떻게 하면 당뇨병을 치료할 수 있을까요? 전략은 크게 두 가지입니다. 첫 번째로 인슐린과 크게 관련 없이 혈당을 낮추는 방법이 있습니다. 다이아벡스® 같은 메트포르민(metformin) 성분의 약이 여기 속하죠. 아직 메트포르민이 어떻게 작용하는지에 대해서는 정확히 알려진 바가 없습니다. 다만 간에서 일어나는 포도당 신생 합성을 감소시켜 혈당을 낮춘다는 게 가장 유력한 가설이죠. 인슐린과 관련이 적은 방식으로 작용하는 약이라, 인슐린 저항성이 생긴 환자들에게 효과가 좋습니다. 2형 당뇨병 환자들은 이 약을 일차적으로 먹게 되죠.

그런데 메트포르민만으로 혈당 조절이 되지 않을 때는 다른 방식의 약을 추가하게 됩니다. 인슐린을 직접 주입하는 것이 바로 두 번째 방법이죠. 2형 당뇨병 환자의 경우 인슐린 저항성 때문에, 정상적인 수준의 인슐린이 분비되어도 혈당이 떨어지지 않습니다. 이런 환자를 치료하려면 인슐린 분비량을 더 늘려 줘야 하는데, 이때 알약의 형태가 아니라 주사로 직접 인슐린을 주입합니다. 인슐린은 단백질로 구성된 호르몬이라, 그냥 입으로 먹었다간 돼지고기를 먹었을 때처럼 똑같이 아미노산 단위로 분해되어 버리거든요. 그래서 정맥 주사를 이용하거나, 피부 아래에 인슐린을 주사할 수 있는 펜 모양의 특수한 주사기를 사용해야 합니다. 그만큼 효과는 뛰어나지만 직접 몸에 주사를 놓아야 하니 불편한 것도 사실이죠.

1형 당뇨병 환자는 아예 인슐린이 분비되지 않으니 인슐린 주사 외에 선택권이 없습니다. 하지만 췌장에서 인슐린을 분비할 수 있는 2형 당뇨병 환자에게는 위의 두 가지 방법의 약 외에도 다른 옵션이 몇 가지 있습니다. 가장 먼저 나온 것은 췌장에 직접 작용해 인슐린의 분비를 촉진하는 약입니다. 아마릴®과 같은 설폰요소제(Sulfony-lurea)가 이런 방식으로 작용하는 약입니다. 이 약들은 베타 세포에 직접 작용해서 인슐린이 강제로 분비되게 합니다. 효과는 강력하지만, 혈당이 정상인 상태에서도 계속 인슐린이 분비되게 하여 저혈당을 유발할 수 있다는 위험이 있습니다. 가볍게는 머리가 띵하고 집중력이 떨어지는 정도로 그치지만, 심한 경우엔 의식을 잃을 수도 있죠.

이런 단점을 극복하기 위해 간접적으로 인슐린 분비를 늘리는 방식의 약들이 개발되었습니다. 우리가 음식을 먹은 후 자연스럽게 포만감을 느끼는 이유는 소장에서 인크레틴(incretin)이라는 종류의 호르몬이 분비되기 때문인데요. 그중 하나인 GLP-1이라는 호르몬은 포만감을 느끼게 하는 동시에 베타 세포에 작용해 인슐린 분비를 촉진하죠. 자누비아®나 트라젠타®와 같은 약은 GLP-1의 작용 시간을 늘리는 방식으로 인슐린 분비를 늘립니다.*

그렇지만 이런 약들도 결국에는 인슐린과 관련이 있어서, 인슐린 저항성이 너무 높아진 환자에게는 별다른 효과를 나타내지 못합니다. 전혀 다른 방법으로 혈당을 조절하는 방법은 없을까요? 곧 혁신적인 방식을 떠올리는 사람들이 나타났습니다.

---

* GLP-1은 체내에서 금방 분해되어 사라진다. 자누비아®·트라젠타® 같은 약은 GLP-1을 분해하는 효소인 DPP-4를 억제하는 방식으로 GLP-1의 작용 시간을 늘려준다.

당뇨병을 이겨 내는 달콤한 소변

물고기를 잡는 가장 효율적인 방법이 뭘까요? 넓디넓은 바다에서 작은 낚시찌 하나로 고기를 잡는 일은 매우 비효율적이죠. 그래서 어민들은 효율적으로 물고기를 잡기 위해 그물을 이용합니다. 먼저 그물로 바다를 넓게 훑어서 작년에 누군가 잃어버린 슬리퍼 같은 필요 없는 것들을 걸러 낸 다음, 많은 양의 물고기를 효율적으로 얻는 거죠. 우리 몸의 신장도 이런 방식으로 작동합니다. 혈액이 일차적으로 걸러지면 노폐물과 영양분이 포함된 원뇨(primitive urine)가 되는데, 여기가 일종의 바다라고 할 수 있습니다. 마지막에 오줌으로 배출되기 전까지 많은 '낚싯배'가 영양분을 건져 내야 하죠.

보통은 우리 몸의 낚싯배인 수송체(transporter)가 영양분이 오줌으로 버려지지 않도록 이를 모두 재흡수하지만, 당뇨병이 생기면 낚싯배의 용량이 문제가 됩니다. 제아무리 뛰어난 어부라도 배의 크기를 넘어서는 양의 물고기를 잡을 수는 없죠. 혈중 포도당의 양이 많아지면 원뇨 속의 포도당 양도 늘어나기 때문에, 결국 귀중한 영양소인 포도당이 오줌으로 배출될 수밖에 없습니다. 이것이 바로 당뇨병이란 명칭의 유래인 당뇨(glycosuria) 증상입니다.

영양 섭취가 부족하던 시절에 당뇨는 꽤 심각한 증상으로 받아들여졌습니다. 식사를 통해 얻은 에너지의 일부가 버려지는 것이니까요. 그런데 영국의 혁신적인 제약 회사 아스트라제네카는 조금 다르게 생각했습니다. 어차피 영양 과잉의 시대라면, 포도당의 손실이 큰 문제가 없을 거라는 데 생각이 이르렀죠. 그리고 아예 이 방식을 이용해 혈당을 낮추기로 했습니다. 이곳에서 개발한 포시가®라는 이름의 약은 신장에서의 포도당 재흡수를 감소시킵니다. 즉 과도한 혈당을 체외로 배출시키면서 혈당을 조절하는 겁니다. 소변으로 버려지는 혈당이 나쁜 것이라는 인식을 뒤집은 거예요. (참고로, 신장에서 포도당을 재흡수하는 역할은 SGLT-2라는 이름을 가진 수송체가 맡고 있습니다. 이 수송체를 억제하면 신장에서의 포도당 재흡수가 감소합니다. 포시가®는 이 원리를 이용한 약이죠.)

이처럼 포시가®는 인슐린으로 혈당을 조절하는 다른 약들과는 구분되는 독특한 방식으로 작동합니다. 2형 당뇨병 환자는 물론이고, 인슐린 분비가 불가능한 1형 당뇨병 환자들에게도 보조적으로 사용할 수 있죠. 아직은 출시 초기라 상대적으로 가격이 비싸고 다른 약보다 연구 논문 수가 부족하긴 하지만, 달콤한 소변으로 당뇨병을 이겨 낸다는 매력적인 대안은 환영할 만합니다.

돼지감자는 정말 당뇨병에 좋을까?

당뇨병과 같은 만성질환을 앓는 사람들은 별다른 증상이 없더라도 매일같이 약을 챙겨 먹어야 합니다. 그 과정이 번거롭고 귀찮다는 환자분들이 많으시죠. 이는 당뇨병 합병증의 위험성에 대해 충분한 설명을 해 주지 않은 의사와 약사의 잘못이 큽니다. 그런데 어떤 사기꾼들은 이런 틈새를 파고들어, 당뇨병을 단번에 완치할 수 있다고 주장하기도 합니다. 파는 물건은 계속 바뀌지만, 한때는 '돼지감자'가 그들의 눈에 띄었습니다.

돼지감자는 북아메리카가 원산지인 농작물입니다. 마치 감자의 일종인 것 같지만, 실제로는 해바라기 친척뻘인 식물의 뿌리입니다. 돼지감자가 당뇨병에 좋다는 이야기가 나온 이유는, 돼지감자에 많이 포함된 '이눌린(Inulin)'이라는 물질 때문으로 추정됩니다. 하지만 명칭만 유사할 뿐, 혈당을 낮추는 호르몬인 '인슐린'과는 아무런 관련이 없습니다. 이눌린은 몸에서 소화되지 않는 구조라 그대로 대변으로 배출되거든요.

만약 돼지감자를 밥 대신 먹으면 포만감이 들면서도, 상대적으로 열량이 적어 샐러드를 먹는 것 같은 효과를 낼 수는 있습니다. 하지만 밥은 그대로 먹고 돼지감자를 또 섭취하는 것은 당뇨병에 아무런 도움이 되지 않습니다. 돼지감자에도 탄수화물이 포함되어 있어서, 탄수화물 섭취를 줄여야 하는 당뇨병 환자에게 오히려 독이거든요. 몸에 좋다는 사탕발림으로 당뇨병을 악화시킬 수 있는 음식을 권하는 셈입니다.

당뇨병 조절을 위해서는 식단 조절이 필수입니다. 당뇨병 환자들은 혈당 조절 능력이 떨어진 상태이기 때문에 같은 열량을 섭취하더라도 소화가 천천히 되는 음식을 먹는 것이 혈당 관리에 도움이 됩니다. 흰 쌀밥보다 상대적으로 소화가 느린 잡곡밥을 먹는 것이 좋은 이유가 이것이고, 아예 탄수화물 섭취량 자체를 줄이는 것도 하나의 방법입니다.

그렇게 해도 혈당 조절이 되지 않는다면, 가장 좋은 방법은 약을 꾸준히 먹는 것입니다. 귀찮은 약을 계속 먹지 않아도 된다는 감언이설에 속아, 불필요하게 탄수화물 섭취량을 늘릴 수 있는 민간요법은 멀리해야 합니다.

10 | 알러지성 비염 치료제
Anti-allergic

CH CH

4월 즈음 뚝섬 한강공원에 간 적이 있습니다. 햇빛은 강물 위에 부서져 찬란하게 반짝이고, 맑은 강바람은 이상하리만큼 꽉 닫아 둔 둔치의 텐트들을 흔들며 봄이 왔음을 알렸습니다. 저는 자전거를 타고 강변을 달리는 여유를 즐겼죠. 한참을 달리다 보니 흰 꽃이 흐드러지게 핀 이팝나무 한 그루가 보였습니다. 잠시 숨을 고르고자 그 아래에 멈춰 섰는데, 실로 오랜만에 어떤 먹먹함을 느꼈습니다. 잊을 수 없는 그 증상이 시작됐거든요. 눈물, 콧물에 재채기까지 동반하는 코의 먹먹함. 알러지성 비염이었습니다.

우리나라 인구의 약 20%가 알러지성 비염을 앓는 것으로 추정되고 있습니다. 불편하긴 해도 건강을 심각하게 위협할 수준의 질병은 아니다 보니, 보통은 약국에서 간단한 일반 의약품을 구매해 사용하는 경우가 많죠. 하지만 그냥 무시할 질환은 아닙니다. 일 년 내내 비염을 달고 사는 만성적인 비염 환자들은 생활에 큰 불편을 겪거든요. 코가 막혀 입으로 숨을 쉬어야 하는 건 물론이고, 냄새를 잘 맡지 못하기도 하죠. 알러지성 비염은 삶의 질을 무척이나 떨어뜨립니다. 그런데 '알러지'란 정확히 무엇이고, 왜 생기는 걸까요?

아토피에서 시작되는 알러지 행진

'알러지'와 '면역'을 관련지어 이야기하는 사람들이 많습니다. 면역력이 약해서 알러지 질환이 생겼다는 식이죠. 이는 명백히 잘못된 서술입니다. 면역은 다양한 관점에서 접근해야 하는 복잡한 개념이거든요. 보통 '면역' 하면 외부 침입자를 격퇴하거나 몸의 미생물을 관리하는 등의 좋은 역할을 떠올리지만, 알러지에 있어서는 조금 특별합니다. 알러지는 면역 기능이 지나치게 민감하게 작용해서 몸에 불필요하게 부담을 주는 경우입니다. 몸의 면역계는 정확히 알 수 없는 이유로 꽃가루와 같이 그리 위험하지 않은 대상에도 과도하게 반응하는 경우가 있습니다. 이런 면역 과민 반응으로 인해 불필요하게 염증을 일으키는 것을 알러지 반응(allergic reaction)이라고 부릅니다. 몸의 면역력이 약해서가 아니라 과해서 생기는 문제죠.

어느 곳에 발생하는 알러지인지에 따라 증상에 조금씩 차이가 있지만, 알러지 반응에는 공통된 특징이 몇 가지 있습니다. 혈관이 확장되어 혈액이 몰리고, 해당 부위가 빨갛게 부풀어 오르며, 통증과 가려움이 느껴지죠. 이런 반응이 피부에서 일어나면 아토피성 피부염이 되고, 기도에서 일어나면 천식이 되며, 눈에서 일어나면 알러지성 결막염이 되고, 코에서 일어나면 알러지성 비염이 되는 식입니다. 흥미로운 점은 알러지가 발생하는 부위가 나이에 따라 변화하는 경향이 있다는 것입니다. 대다수의 알러지 질환을 앓는 환자들을 살펴보면 아주 어릴 때는 아토피성 피부염으로 시작했다가, 초등학교 즈음에는 알러지성 천식이 나타나고, 그 후에는 알러지성 비염이 생깁니다. 연령에 따라 알러지 질환이 변화하는, 소위 '알러지 행진(allergic march)'이 나타나는 겁니다. 이처럼 알러지성 질환은 어린 시절은 물론이고 성인이 된 이후까지 영향을 미칩니다.

세계적으로 알러지성 질환을 앓는 사람의 수는 매우 많은 편입니다. 그래서 그동안 알러지성 질환의 근본적인 원인을 파악하려는 연구도 많이 진행됐죠. 어떤 이들은 유전적 영향에서, 또 다른 이들은 환경적 영향의 관점에서 접근했습니다. 하지만 아직 뚜렷한 결론이 나지는 않은 상황입니다. 다만 유전적 영향으로 보기에는 알러지성

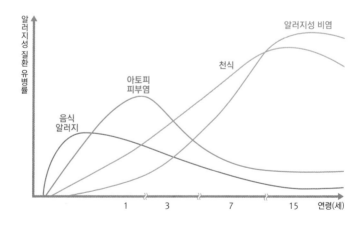

오늘도 약을 먹었습니다

질환을 앓는 이들의 수가 너무 급격히 증가했다는 점, 농촌 지역보다는 도시 지역에서 질환자가 더 많았다는 점, 그리고 가족 구성원의 수가 적을수록 알러지성 질환에 취약했다는 점 등을 고려하면, '환경의 영향이 우세하다'는 잠정적인 결론은 나온 상태죠. 그 관점에서 가장 폭넓은 지지를 받은 게 바로 위생 가설(hygiene hypothesis)입니다.

처음 위생 가설에 대해 들으면 언뜻 황당하게 느껴질 수 있습니다. 이유는 알 수 없지만 지나치게 깨끗한 환경에서 사는 아이들에게서 알러지가 더 많이 발생한다는 사실이 알려졌거든요. 연구자들은 현대인이 지나치게 위생적인 환경에서 생활하다 보니, 그로 인해 면역 관련 질환들을 더욱 많이 앓게 되었다는 가설을 세웠죠.

최근까지의 연구로 밝혀진 내용은 이렇습니다. 어릴 때 사람 손을 많이 탄 강아지일수록 사람을 덜 경계하듯, 발달 중인 어린아이의 면역계도 다양한 외부 물질에 자주 접촉할 기회를 얻어야만 몸에 해가 없는 외부 물질에 과민 반응을 보이지 않는다는 것입니다. 이런 과정을 통해 면역 관용(immune tolerance)이 생기면 알러지 반응을 일으키지 않지만, 너무 위생적인 환경에서 그 과정이 생략되면 알러지가 생긴다는 거죠. 여기서 면역 관용이란, 면역 반응을 유발하던 특정 물질에 대해 면역계가 더는 면역 반응을 일으키지 않게 되는 현상을 말합니다. 처음에는 그 물질이 몸에 해로운지 판단을 할 수 없으니 강하게 반응할 수도 있지만, 해롭지 않다는 판단이 서면 면역계의 조절 작용으로 인해 더는 반응하지 않게 되는 것입니다.

알러지성 비염 치료제

알러지 반응은 무조건 나쁜 걸까

몸에 위험하지 않은데 불필요하게 면역계의 과민 반응을 일으키는 물질, 다시 말해 알러지 반응을 일으키는 물질을 알러젠(allergen)이라 합니다.

앞서 설명한 위생 가설에 따르면, 위험하지도 않은 물질에 면역 세포들이 민감하게 반응하는 이유는 면역계를 진정시키는 기능이 떨어지기 때문입니다. 정상적인 사람이라면 외부에서 꽃가루와 같은 알러젠이 몸속에 들어왔을 때, 적절히 면역계를 진정시키게 되어 있습니다. 그런 기능이 떨어지는 알러지 환자들의 면역계는 꽃가루를 위험 물질로 간주해 버리는 거죠.

꽃가루에 대응해 알러지 환자의 면역계가 어떤 방식으로 대응하는지 알아봅시다. 원래 우리 몸의 면역계는 외부에서 적이 침입하면 이에 대응하기 위해 '항체'라는 물질을 만듭니다. 알러지 환자에게는 알러젠도 외부의 적으로 인식되므로, 알러젠에 대응하는 IgE라는 항체가 생성되죠.

이 항체는 면역 세포의 일종인 비만세포(mast cell) 표면에 붙어서, 알러젠을 감지하는 안테나 역할을 합니다. 알러젠이 감지되면, 비만

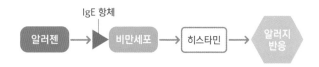

오늘도 약을 먹었습니다

세포는 내부에 저장하고 있던 히스타민**을 분비합니다. 히스타민이 모세혈관에 작용하면 양파 망 구조의 모세혈관이 확장되고, 넓어진 양파 망의 틈으로 백혈구를 비롯한 다양한 면역 세포가 해당 위치로 이동하게 됩니다. 이 통로로 혈액도 함께 이동하다 보니 해당 부위가 빨갛게 부풀어 오르는 현상이 동반되는 겁니다. 여기에 더해 히스타민이 신경 말단의 히스타민 수용체에 작용하면 통증과 가려움이 발생하게 됩니다. 이게 바로 알러지 반응이죠.

대체 우리 몸은 왜 이런 고통스러운 반응을 일으키는 걸까요? 공인 인증서가 우리에게 고통을 주기 위해 고안된 것이 아니듯, 원래 알러지 반응도 정상적일 때는 인체를 방어하는 데 큰 도움이 됩니다. 여름밤의 불청객 모기에게 비자발적인 헌혈을 하는 순간을 떠올려 봅시다. 모기는 사람 피부를 날카로운 주둥이로 찔러 피를 빼는데, 그 과정에서 모기 몸의 단백질이 우리 몸으로 유입됩니다. 면역 세포들 입장에서 단백질은 외부 침입자가 분명하죠. 면역 세포들은 잠든 주인을 대신해 여기 대응해야 합니다. 이 과정에서 히스타민이 중요한 역할을 담당합니다. 히스타민이 분비되면 가려움을 느끼게 되므로, 모기에 물린 주인은 무의식적으로 가려움을 해소하려고 해당 부위를 긁게 되죠. 결과적으로 모기나 벼룩 같은 해충을 피부에서 떨어져 나

** 히스타민은 인체에 존재하는 신호 전달 물질의 일종이다. 위에 존재하는 히스타민 수용체에 히스타민이 결합하면 위산이 분비되고, 혈관에 존재하는 히스타민 수용체에 히스타민이 결합하면 혈관이 확장되는 반응이 나타난다. 참고로, 알러지 반응을 유발하는 히스타민 수용체와 위 내부의 히스타민 수용체는 그 종류가 다르다.

가게 하는 겁니다.

그렇지만 원래 알러지 반응의 목적이 무엇이건, 질환을 앓는 사람에게는 고통스러울 뿐입니다. 코가 막혀 숨을 제대로 못 쉬거나 피부가 가려워서 벅벅 긁는 이들에게는 증상을 줄이는 게 가장 중요한 목표죠. 어떻게 하면 알러지 반응을 줄일 수 있을까요? 그 해답은 알러지 반응이 나타나기까지의 과정 중 하나를 차단하는 것입니다. 쓰러지는 도미노를 멈추기 위해 중간에 있는 블록 하나를 막는 원리와 비슷합니다. 약학자들은 다양한 종류의 도미노 블록을 막기 위해 여러 약을 개발했습니다.

부푼 점막을 가라앉혀라

본격적인 치료법을 알아보기에 앞서, 먼저 알러지성 비염 특유의 '코가 막히는 것 같은 느낌'이 왜 나타나는지를 알아볼 필요가 있습니다. 앞서 알러지 반응의 결과로 히스타민이 분비되면 해당 부위의 모세혈관이 확장되고, 확장된 혈관을 통해 혈액의 유입이 증가하면서 여러 면역 세포가 모여든다고 설명드렸습니다. 그 결과 해당 부위에는 염증 반응이 나타납니다. 완전히 새로운 염증이 생겨난다는 말은 아니고요. 앞서 설명했던 붓고, 약간의 열과 통증 혹은 가려움이 발생하는 등의 그 전반적인 증상을 포괄하여 염증 반응(inflammatory response)이라고 부르는 것뿐입니다. 코에 이런 증상이 생기면 비염이고, 눈에 생기면 결막염이 되는 거죠. 비염이 발생하게 된 원인이

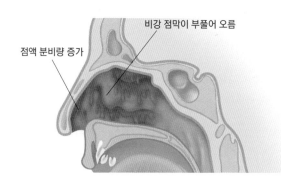

점액 분비량 증가

비강 점막이 부풀어 오름

알러지일 때 '알러지성 비염'이라고 부르는 것이고요.

코에서 염증 반응이 발생하면 크게 두 가지의 증상이 나타납니다. 코에는 공기가 이동하는 통로이자, 여러 기능을 수행하는 비강(鼻腔)이라는 넓은 공간이 존재합니다. (비강은 콧구멍에서 목젖 윗부분에 이르는 공간으로, 냄새를 맡고, 공기 속의 이물을 제거하며, 들이마시는 공기를 따뜻하게 하는 중요한 기능을 수행하는 곳이죠.) 그런데 염증 반응으로 인해 모세혈관이 확장되어 혈액이 콧속에 몰리면, 비강을 둘러싸고 있는 점막이 평소보다 부풀게 됩니다. 그래서 비강이 평소보다 좁아지고, 공기의 흐름이 어려워져 숨을 쉴 때 답답함이 느껴지는 것이죠. 동시에 혈액이 몰리게 되니, 비강 점막의 수분 함량이 늘어나 점막 바깥으로 빠져나오는 점액의 분비량도 증가합니다. 즉 콧물이 늘어난다는 이야기입니다. 가뜩이나 숨 쉬기가 힘든데 콧물까지 훌쩍이게 되니, 삶의 질이 급격히 떨어지죠.

이런 증상을 없애기 위해서 다양한 방법이 제안되었습니다. 가장 직

알러지성 비염 치료제

관적인 방식은 혈관 확장을 막는 겁니다. 오트리빈®이나 화이투벤® 같은 제품들이 이에 해당하는데, 이런 제품들은 모세혈관을 수축시키는 물질을 직접 콧속에 스프레이 형태로 뿌리게 되어 있습니다. 모세혈관이 수축되면 점막으로 들어가는 혈액의 양이 줄고, 결과적으로 비염 증상이 사라지게 되죠. 그런데 여기엔 치명적인 단점이 하나 있습니다. 단기간 사용하기에는 큰 문제가 없지만, 일주일 이상 길게 쓰면 콧속의 혈관이 여기에 적응해 버리는 겁니다. 지나치게 오래 사용하면 혈관은 약이 있는 상태를 정상이라 여기게 되고, 약을 끊으면 그 반동으로 코가 더 심하게 막히기까지 해요.

실패를 맛본 약학자들은 조금 더 앞 단계로 이동했습니다. 알러지 비염이 일어나는 단계를 다시 짚어 봅시다. 비만세포에서 분비된 히스타민이 주변 조직에 작용하여 문제가 일어났죠. 이를 해결하기 위해서는 비만세포가 히스타민을 분비하는 과정을 막거나, 히스타민이 히스타민 수용체에 결합해 작용하는 것을 막아야 합니다. 약학자들은 두 가지 약을 모두 개발했지만, 비만세포가 히스타민을 분비하는 과정을 막는 약은 약효를 내기까지 시간이 오래 걸린다는 단점이 있

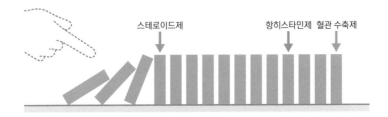

습니다. 그리하여 분비된 히스타민의 작용을 막는 약이 알러지 비염 치료제의 주류로 떠올랐습니다. 이게 바로 그 유명한 '항히스타민제' 입니다.

항히스타민제는 히스타민 수용체에 일종의 마개를 씌우는 역할을 합니다. 이런 방식으로 히스타민이 히스타민 수용체와 결합하는 것을 막죠. 하지만 알러지 반응에는 히스타민 외에도 매우 다양한 신호 전달 물질들이 관여하므로, 알러지 증상이 너무 심한 사람에게는 히스타민을 막는 것만으로는 증상이 잡히지 않는 경우가 많습니다. 이때는 스테로이드가 증상을 개선하는 데 큰 도움이 됩니다. 스테로이드라니, 그거 몸에 안 좋은 것 아니냐고요?

스테로이드제는 죄가 없다

스테로이드제는 불필요하게 오명을 뒤집어쓴 대표적인 약입니다. 하지만 부정적인 사람들의 인식과 달리, 스테로이드제는 한 가지 의약품을 말하는 것이 아니라, 여러 종류의 의약품을 통틀어 일컫는 말입니다. 운동선수들이 불법적인 도핑을 위해 사용하는 '아나볼릭 스테로이드제(anabolic steroid)'는 합성 남성호르몬이고, 피부과 연고로 많이 쓰이는 '부신피질 스테로이드제(adrenal corticosteroid)'는 염증을 없애 주는 약입니다. 둘 다 '스테로이드'라는 구조를 갖고 있어 한데 묶이지만, 사실 전혀 다른 약이죠. 스테로이드 부작용으로 운동선수가 사망했다고 할 때의 스테로이드는 알러지에 사용하는 스테로이드와 아무 관련이 없습니다.

　알려지 치료제로 쓰이는 부신피질 스테로이드제는 부신피질 호르몬과 유사한 물질을 약으로 만든 것입니다. '부신피질 호르몬'이 뭘까요? 부신피질 호르몬은 인체에서 분비되는 호르몬의 일종입니다. 가장 대표적인 게 코르티솔(cortisol)인데, 주로 스트레스 상황에서 분비되어 '스트레스 호르몬'이라고도 불리죠. 먼 과거로 돌아가 생각해 봅시다. 우리 조상들은 사냥감이 되어 포식자에게 쫓기는 상황에서 엄청난 스트레스를 받곤 했을 겁니다. 이때 스트레스 호르몬인 코르티솔은 두 가지 기능을 수행합니다. 몸에 저장된 영양분을 빠르게 분해하여 곧이어 진행될 격렬한 신체 활동을 대비하면서, 혹여나 몸에 상처를 입더라도 당장은 붓거나 통증을 느끼지 않도록 면역 기능을 억제하는 거죠. 알러지 치료법을 찾던 약학자들은 면역 기능을 억제하는 코르티솔의 역할에 주목하여 코르티솔의 구조를 모방한 부신피질 스테로이드제를 만들어 냈습니다.

　스테로이드제는 혈관 수축제나 항히스타민보다 더 앞쪽 단계를 막습니다. 알러지성 비염이나 아토피성 피부염 등 거의 모든 형태의 염증을 가라앉히는 마법 같은 효과를 내죠***.

　물론 스테로이드제라고 부작용이 없는 것은 아닙니다. 스테로이

*** 세포가 손상을 받으면 아라키돈산이 만들어지고, COX라는 효소에 의해 아라키돈산이 통증 물질로 전환된다. 스테로이드는 아라키돈산을 만드는 과정을 억제해서, 그 뒤의 모든 반응이 일어나지 않도록 막아 주는 약이다.

드 호르몬의 일종인 코르티솔 수치가 높은 상태로 유지되면 면역 기능이 약화되기 쉽습니다. 평소 스트레스를 많이 받아서 코르티솔 수치가 높은 사람이 잔병치레가 많은 것을 보면 알 수 있죠. 또한 코르티솔은 앞서 말했듯 몸의 영양분을 소비하기 좋은 형태로 바꾸는 작용을 하여, 근육을 키우거나 피부 탄력을 유지하는 콜라겐을 합성하는 등의 생체반응을 억제합니다. 코르티솔의 구조를 모방한 스테로이드 의약품을 복용하는 경우에도 이런 증상은 비슷하게 나타납니다. 이 때문에 비교적 낮은 강도의 스테로이드를, 필요한 부위에만 부분적으로 사용하는 원칙이 정립됐습니다. 필요한 부위에만 연고 형태로 바르거나 콧속에 스프레이로 뿌려 부작용을 줄이는 거죠.

물론 전문의의 처방에 따라 적절히 사용하면, 스테로이드를 오래 사용해도 큰 무리가 없습니다. 해외에서는 스테로이드가 각종 알러지 질환을 치료하는 데 가장 표준적인 치료약 중 하나로 자리 잡았죠. 국내에서는 스테로이드에 대한 환자들의 부정적인 인식이 강해서 의사들도 처방을 꺼리고 있지만요.

도미노를 미는 보이지 않는 손

잠시 뚝섬으로 돌아가 보겠습니다. 봄나들이를 나왔다가 이팝나무 아래서 괜히 눈물 콧물을 쏟은 저는, 한번 시청에 민원을 접수해 볼까 했습니다. 왜 굳이 꽃이 많이 피는 나무를 심었냐고 말이죠. 그런데 제 예상과는 다르게 이팝나무는 꽃가루가 거의 날리지 않는다

알러지성 비염 치료제

는 장점 덕분에 가로수로 선정된 거였습니다. 알러지를 일으킨 범인은 다른 곳에 있었죠. 관련 논문을 검색해 보니, 4~5월 즈음에 알러지를 유발할 가능성이 높은 나무는 참나무였습니다. 뚝섬은 매년 참나무 마라톤 대회가 열릴 정도로 참나무가 많은 곳이었죠. 저는 바람에 날린 참나무 꽃가루를 들이마시고는 애먼 이팝나무를 원망했던 겁니다. 덕분에 알러지로 고생하고 싶지 않으면 가급적 참나무 숲을 피해야 한다는 교훈을 얻게 됐죠.

이처럼 알러지의 원인이 되는 알러젠을 명확히 구분할 수 있는 경우에는 일상생활에서 재주껏 알러젠을 피하면 됩니다. 하지만 알러젠을 알더라도 매번 피하기는 쉽지 않습니다. 계란 알러지가 있는 사람이 평생 거의 모든 종류의 빵이나 과자를 멀리하기란 쉽지 않을 겁니다. 그렇다고 알러젠을 접할 때마다 강도 높은 약을 쓸 수도 없는 노릇이라 요즘에는 '면역요법(immunotherapy)'이 각광받고 있습니다. 면역요법의 원리는 이렇습니다. 환자가 알러지 반응을 보이는 알러젠을 장기간에 걸쳐 조금씩 몸에 주입하여 적응시키면, 면역계가 알러젠을 유해한 물질로 인식하지 않게 되어 알러지 반응도 사라지게 된다는 겁니다. 이때 원인 알러젠은 혈액검사나 피부 검사를 통해 알아냅니다.

하지만 특이한 알러지를 가진 경우에는 알러젠을 확인할 가능성이 매우 낮죠. 게다가 면역요법을 2~3년 동안 시행해도, 무조건 성공한다는 보장은 없습니다. 염증을 가라앉히는 것까지는 어느 정도 성

취를 이뤘지만, 알러지를 완전히 정복하기까지는 갈 길이 멀어 보입
니다.

아토피 완치의 희망, 듀피젠트®

최근 알러지성 질환을 치료하는 약 중에서 듀피젠트®라는 약이 주목을 받고 있습니다. 듀피젠트®는 프랑스 파리에 본사를 둔 제약회사 사노피에서 개발한 중증 아토피 질환 치료제로, 바이오 의약품의 일종입니다. 앞서 알러지 반응을 설명할 때, 이런 설명을 했습니다. IgE라는 항체가 비만세포의 표면에서 알러젠을 인식하게 해 주는 덕분에, 비만세포가 알러젠과 반응해 히스타민을 분비한다고요. 듀피젠트®는 IgE 항체에 작용해서, 이런 상호작용을 하지 못하게 만드는 방식으로 작용합니다.

약효는 꽤나 뛰어납니다. 2주 간격으로 아토피 환자들에게 듀피젠트® 주사를 투여하자, 중증 아토피를 앓는 환자들의 증상이 놀라울 정도로 개선됐습니다. 심지어 스테로이드를 사용할 때 부가적으로 나타나는 부작용도 거의 없었습니다. 말 그대로 환상적인 신약이 등장했지만, 문제는 가격입니다. 2019년을 기준으로 듀피젠트® 주사 한 번을 맞으려면 대략 90~100만 원 정도가 드는데, 보험이 적용되지 않다 보니 이 비용을 온전히 환자 혼자 감당해야 하죠. 2주에 한 번씩 1년을 맞으면 무려 2,400만 원이나 드는 겁니다.

환자들은 이 약에 건강보험을 적용해 달라고 요구했지만, 정부는 비용 부담을 문제로 쉽게 결단을 내리지 못하는 상태입니다. 2018년 기준으로 아토피를 앓는 환자가 무려 92만 명에 달하니, 보험을 적용하면 정부로서도 엄청난 돈이 드니까요. 이 중에서 중증 환자만 골라내면 재정 부담이 그보다는 훨씬 줄어들겠지만, 그래도 만만찮은 가격입니다. 하는 수 없이 환자들은 4~6주에 한 번씩 주사를 맞으며, 아주 심각한 수준의 아토피 재발만 겨우 막고 있는 상황입니다.

중증 환자에게 보험이 적용된다고 하더라도 듀피젠트®가 아토피를 완전히 몰아낼 수 있을지는 아직 미지수입니다. IgE 항체를 차단해서 알러지 반응을 거의 전방위적으로 억제한다는 점에서는 기존의 치료법보단 훨씬 낫지만, 이 역시 근본적인 치료라고 보긴 힘들거든요. 게다가 높은 비용 문제가 남아 있어, 모든 아토피 환자들이 듀피젠트®의 도움을 받을 수 있을 것 같진 않습니다. 경증 환자라도 불편을 겪는 것은 마찬가지인데, 이들을 위한 대안은 없는 셈이죠.

그렇다고 하더라도 알러지에 보다 효과적인 약이 나왔다는 점은 환영할 만한 일이라고 생각합니다. 원인을 명확히 규명해서 알러지를 근본적으로 치료할 수 있는 그날을 기다려 봅니다.

알러지성 비염 치료제

11 | 관절염·골다공증 치료제
Anti-Arthritis Drug

　　나이가 들면 자연스레 신체 기능이 저하되죠. 건강이 나빠지면서 삶의 질도 떨어지고요. 그중에서도 유난히 노년의 삶을 고통스럽게 하는 병이 있는데, 뼈와 관련된 질환이 그렇습니다.

　　보건복지부의 2016년 『국민건강통계』를 살펴보면, 우리나라 60대 이상 인구의 28.7%는 관절염을 앓는 것으로 파악되고 있습니다. 이런 경향은 나이에 따라 증가해, 70대 이상인 여성의 경우 10명 중 4명 정도가 관절염을 앓고 있죠. 상황이 이렇다 보니, 무릎 부위에 붙이는 파스형 진통제는 노인 가정의 상비약이 된 지 오래입니다. 관련 질환으로 병원을 찾는 사람도 꾸준히 늘고 있고요.

　　그런데 뼈 관련 질환을 이야기할 때 빼놓을 수 없는 것이 하나 더 있으니, 바로 '골다공증'입니다. 관절염은 또 다른 노인성 질환인 골다공증과도 어느 정도 관련이 있거든요. 관절염과 골다공증은 왜 나타날까요? 또 어떻게 치료해야 할까요?

뼈, 끝없이 부서지고 다시 만들어진다

먼저 골다공증이 왜 생기는지 알아봅시다. 골다공증은 뼈의 밀도가 낮아져서 생기는 질환입니다. 이 병이 왜 생기는지 알아보려면 뼈가 어떻게 생성되는지부터 알아야 합니다. 여러분은 느끼지 못하겠지만, 지금 이 순간에도 우리 몸의 뼈는 부서지고 다시 만들어지고 있습니다. 이 과정에 조골세포(osteoblast)와 파골세포(osteoclast)라는 두 가지 세포가 관여합니다. 조골세포는 혈액 중의 칼슘과 인을 이용해서 뼈를 새로 만들고(생성하는 역할), 파골세포는 만들어진 뼈를 흡수하여 혈액 중으로 칼슘과 인을 방출합니다(부수는 역할). 이때 우리 몸의 호르몬이 뼈의 생성과 흡수를 촉진하는데요. 뼈의 생성을 촉진하는 대표적인 호르몬은 성장호르몬과 성호르몬이고, 뼈의 흡수를 촉진하는 대표적인 호르몬은 코르티솔과 부갑상선호르몬입니다. 건강한 성인의 경우에는 조골세포를 활성화하는 정도와 파골세포를 활성화하는 정도가 같습니다. 즉 뼈를 흡수한 만큼 새로 형성하는 것이죠. 그런데 이를 조절하는 호르몬의 균형이 깨지면, 뼈의 양이 줄어들 수 있습니다. 이게 바로 골다공증입니다. 다시 말해 '골다공증'은 뼈흡수가 많이 일어나서, 뼈의 밀도가 낮아지는 상태를 말합니다.

관절염·골다공증 치료제

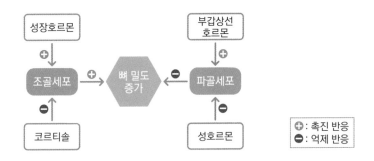

일반적으로 나이가 들수록 성장호르몬의 분비는 줄어듭니다. 성장호르몬이 줄어들면 조골세포의 활성화도 떨어지니, 뼈를 새로 만들어 내는 기능이 약해지죠. 더 큰 문제는 나이를 먹을수록 성호르몬의 분비량도 지속적으로 감소한다는 겁니다. 프로게스테론이나 에스트로겐 같은 성호르몬은 파골세포를 억제해 뼈 흡수가 되는 정도를 줄이는데, 노화로 성호르몬이 줄어들면 파골세포를 억제하는 기능이 떨어져 뼈 흡수가 촉진됩니다. 이런 이유로 노인들은 전반적으로 뼈의 밀도가 낮아지는 골다공증을 앓을 가능성이 커집니다. 그중에서도 특히 폐경 이후 여성에게 골다공증이 문제가 될 확률이 높죠.

남성의 경우, 나이를 먹더라도 성호르몬을 분비하는 정소(고환)가 퇴화하지는 않습니다. 기능이 떨어져서 성호르몬 수치가 젊은 시절에 비해 낮아지긴 하지만 급격한 수준으로 줄지는 않죠. 반면에 여성의 경우, 약 35~40년가량의 생리 주기를 마치고 폐경을 맞이하면 난소의 기능이 거의 상실됩니다. 에스트로겐 분비량의 절대다수를 담당하던 기관이 기능을 상실하니 급격하게 여성호르몬 수치가 떨어지

오늘도 약을 먹었습니다

게 되는데, 그 직격탄을 맞는 곳 중 하나가 뼈입니다. 파골세포를 억제하는 기능을 하는 성호르몬 수치가 급격히 낮아지다 보니, 뼈 흡수가 같은 나이대의 남성보다 확연히 증가하게 되거든요. 질병관리본부에서 실행하는 『국민건강통계』 중 골다공증에 대한 가장 최근 자료(2010년)를 살펴보면, 50세 이상 성인 중에서 골다공증을 앓는 남성은 7.5% 정도에 불과하지만 골다공증을 앓는 여성은 35.5%에 달합니다. 그런데 뼈의 밀도가 낮아지면 무엇이 문제일까요?

골다공증의 진짜 위험은 '골절'

뼈의 밀도가 감소하면, 비교적 가벼운 충격에도 뼈가 부러지는 일이 발생할 수 있습니다. 젊을 때야 다리뼈가 부러져도 수술받고 6개월이면 회복되니 걱정이 덜합니다. 하지만 노인 골절 환자들은 회복력이 젊은 환자보다 떨어지니 문제죠. 애초에 넘어져서 뼈가 부러질 정도로 뼈 건강이 취약해진 상태여서, 가벼운 골절도 쉽게 회복되질 않고요. 이렇게 뼈가 부러져 제대로 거동하지 못하게 되면 신체 기능 전반이 급격히 떨어지게 되는데, 심각성을 잘 보여 주는 연구가 있습니다. 한 연구(Panula, 2011)에 따르면, 평균 3.7년에 이르는 추적 기간 동안 조사했더니 대퇴부 골절로 인해 수술을 받은 65세 이상 환자의 27.3%가 1년 이내에 사망한다는 충격적인 결과가 나왔습니다. 이렇듯 심각한 질병인 골다공증을 치료하려면, 뼈를 흡수하는 역할을 하는 파골세포를 억제해야 합니다. 여기에는 두 가지의 방법이 있습니다.

첫 번째는 부족해진 성호르몬을 보충해 주는 것입니다. 여성의 경우 폐경 이후에 에스트로겐 농도가 급격히 감소하게 되므로, 이를 보충하면 파골세포가 억제되어 골다공증 증상이 완화될 수 있습니다. 그런데 이 방법에는 한 가지 문제가 있습니다. 남성들이 지속적으로 강력 남성호르몬(DHT)에 노출되면 남성형 탈모와 전립선비대증이 발생하는 것처럼, 여성들도 에스트로겐 자극을 계속 받으면 유방암 위험이 높아지는 등의 부작용이 발생할 수 있거든요. 뼈의 밀도를 높이려다가 암에 걸릴 위험을 높인다니, 벼룩 잡으려고 초가삼간 태우는 격이죠. 약학자들은 이 문제를 해결할 방법을 찾아냈습니다. 뼈에 존재하는 에스트로겐 수용체에만 선택적으로 작용하는 약을 개발한 것이죠. 에비스타®라는 제품명으로 유명한 랄록시펜(raloxifene) 같은 약이 대표적인 예입니다.

두 번째는 직접적으로 파골세포의 활동을 억제하는 것으로, 비스포스포네이트(bisphosphonate)라고 불리는 계열의 약들이 이런 역할을 합니다. 이 약은 대부분이 뼈에 축적되는데, 뼈에 축적된 약물들은 파골세포의 활동을 억제합니다. 그러면 뼈 흡수가 감소해 뼈의 밀도를 다시 높일 수 있죠. 여기 해당하는 약으로는 포사맥스®라는 제품명으로 유명한 알렌드로네이트(alendronate)나 악토넬®이라는 제품으로 알려진 리세드로네이트(risedronate)가 있습니다. 약이 뼈에 축적되어 작용하므로 알렌드로네이트는 일주일에 한 번만 복용하면 되고, 리세드로네이트는 한 달에 한 번만 복용해도 효과를 볼 수 있죠.

다만 식도 자극이 강하고 음식과 상호작용을 일으키면 흡수율이 급격히 떨어지므로, 최소한 아침 식사 30분 전에 허리를 곧게 편 자세로 앉아서 먹어야만 한다는 주의점이 있습니다. (아침 식사 30분 전에 먹어야 음식과의 상호작용을 방지할 수 있고, 허리를 곧게 펴고 먹어야 약이 역류해서 식도를 자극하는 것을 막을 수 있어요.)

보통은 위의 두 가지 약으로도 파골세포의 기능을 억제하여 골다공증 증상을 대부분 조절할 수 있습니다. 하지만 두 가지 약을 모두 이용해도 골다공증 개선이 더딜 때가 있습니다. 그럴 때는 파골세포의 증식 자체를 억제하는 강력한 억제제를 사용해 볼 수 있습니다. 파골세포는 RANKL이라는 신호 물질에 의해 증식하는데, 이 물질이 작용하는 파골세포의 수용체를 틀어막자는 거죠. 아직은 데노수맙(denosumab)이라는 성분의 바이오 의약품이 유일한데, 건강보험 적용이 되지 않아 널리 사용되지는 않습니다.

이와는 전혀 다른 방식으로 생각해 볼 수도 있습니다. 뼈 흡수를 막는 약이 아니라, 뼈 형성을 촉진하는 약을 쓰는 것이죠. 테리파라타이드(teriparatide)라는 성분은 뼈를 만드는 조골세포의 기능을 촉진하는 물질인데, 이를 주사로 맞으면 뼈 형성이 늘어나니 뼈의 밀도도 증가합니다. 포스테오®가 대표적인 제품입니다.

움직이기만 하면 고통스러운 병, 퇴행성 관절염

노년의 뼈 건강을 위협하는 또 다른 질병은 관절염입니다. 관절은 뼈와 뼈 사이가 맞닿은 부위에 존재하는 조직으로, 뼈 사이에 존재하는 일종의 완충 조직입니다. 뼈와 뼈가 맞닿는 부분에는 연골이라는 부드러운 막이 씌워져 있고, 그 사이에는 윤활유와 같이 마찰을 줄이면서 충격을 완화하는 '활액'이라는 물질이 들어 있습니다. 이 활액은 뼈가 부딪히는 충격을 엄청나게 줄여 줍니다. 마치 테마파크 놀이기구 범퍼카의 범퍼 같은 역할을 하는 겁니다. 줄넘기 운동을 할 때를 떠올려 보면 이해가 쉬운데, 착지할 때 몸의 체중은 두 개의 무릎 관절로 분산됩니다. 그래도 무릎에 별다른 통증을 느끼지 않는 이유는 관절에서 그만큼의 충격을 완화해 주기 때문이죠. 이런 고마운 조직에 염증이 생겨 움직임이 뻣뻣해지고, 심한 통증을 느끼게 되는 질환이 관절염입니다.

일반적으로 '관절염' 하면 노인들이 호소하는 퇴행성 관절염(osteoarthritis)이 떠오르겠지만, 젊은 나이에도 관절염이 발생할 수 있습니다. 면역 세포가 내 몸의 관절 부위를 공격하면 류마티스 관절염(rheumatoid arthritis)이 생길 수 있거든요. 따라서 젊은 나이라도 관절이 이상하게 뻣뻣하고 통증이 느껴지면 빨리 병원을 가 보는 편이 좋습니다. 그런데 고령 환자가 겪는 퇴행성 관절염은 이와는 다른 이유로 발생합니다. 나이를 먹으면 먹을수록 무릎 관절이나 엉덩이 관절 혹은 손가락 관절과 같이 사용 빈도가 높은 부위의 관절에서 연골이 거의 닳아 없어지는 현상이 발견됐거든요. 범퍼카에서 범퍼를 제거하면 큰 사고가 나는 것처럼, 연골이 없는 이런 상태는 우리 몸에 끔찍한 고통을 불러옵니다.

과거에는 퇴행성 관절염이 생기는 원인을 단순히 관절을 많이 사용해서, 혹은 연골이 닳아 없어져서 생긴다고 여겼습니다. 지우개를 쓰면 쓸수록 닳아 없어지듯 연골도 물리적으로 갈려 나간다고만 여겼던 거죠. 그런데 연구를 진행해 보니 실상은 조금 달랐습니다. 관절 부위는 혈관이 직접 연결되어 있지 않아 물질이동(생물이 살아가는 동안에 세포 조직이나 기관 사이에서 물질이 운반되는 일)이 무척 제한적으로 일어납니다. 이때 자주 사용하는 부위일수록 그리고 관절이 감당해야 하는 부담이 클수록, 연골의 분해를 촉진하는 해로운 물질이 많이 발생한다는 사실이 밝혀졌습니다. 앞서 말했듯 관절에서는 물질이동이 제한적으로만 일어납니다. 나이를 먹을수록 관절 내에 유해 물질의 농도는 계속 증가하는데, 물질이동을 통해 나갈 수 있는 양은 제한되어 있다 보니 유해 물질은 점점 쌓일 수밖에 없습니다. 점점 연골을 분해하는 경향이 커지는 거죠. 결과적으로 관절염이 발생한 부위의 연골은 점차 분해되는데, 이렇게 발생하는 것이 퇴행성 관절염입니다.

관절염이 발생하는 또 다른 원인이 있는데요. 바로 골다공증을 설명하며 나왔던 '조골세포' 때문입니다. 관절염을 앓는 환자들의 관절 부위를 살펴보면, 연골이 닳아 없어진 것뿐만이 아니라 연골이 있던 자리에 골극(osteophyte)이라 불리는 뾰족한 형태의 뼈가 자라 있는 것이 관찰됩니다. 가뜩이나 연골이 닳아 없어져 마찰이 심한데, 관절의 양쪽 뼈에 골극이 발생하면 뼈끼리 닿을 때의 통증이 훨씬 심해지죠. 기존에는 골극이 생겨 연골이 사라지는 것이라는 가설도 있었지만, 최근의 연구에 따르면 이 역시 관절 부위에 축적되는 유해 물질 때문으로 추정됩니다. 관절에 쌓이는 유해 물질은 연골을 분해하는 효소를 활성화할 뿐만 아니라, 관절 양 끝에 있는 뼈의 조골세포도 활성화합니다. 그래서 연골도 사라지고 골극이 생기는 현상이 동시에 나타나는 것이죠. 이것이 가장 최근에 제시된, 퇴행성 관절염이 발생하는 원인 가설입니다.

관절염 치료의 길은 멀다

안타깝게도 지금은 퇴행성 관절염을 치료할 수 있는 방법이 딱히 없습니다. 다양한 치료법이 시도되었지만 제대로 효과를 본 적이 없죠. 비교적 최근에야 위에서 소개한 가설(관절 내 유해 물질 축적)이 제시되어, 이를 이용한 치료법을 찾을 수도 있다는 희망이 생긴 정도입니다. 현재로서는 환자가 일상생활에 어려움을 겪지 않도록 진통제를 써서 통증을 줄이는 것이 치료의 주된 목적이죠. 이와 동시에 관절염 진행을 늦추려면 체중을 줄이는 등 생활습관을 개선하는 것도 중요합니다.

그런데 진통제를 복용할 때는 위 건강도 함께 신경 써야 합니다. 진통제는 소화기 계통에 부작용을 나타내기 쉬운 약이기 때문입니다. 관절염 환자들은 장기적으로 고용량의 진통제를 먹어야 하는데,

보통 고령이다 보니 위가 안 좋은 경우가 많죠. 이분들에게는 '세레콕시브'라는 성분이 포함된 진통제가 처방됩니다. 세레콕시브 성분의 진통제는 소화기계 부작용을 최대한 줄여 주거든요. 이 진통제는 다른 진통제와 마찬가지로 COX 효소를 억제하면서도 위 보호 물질 생성을 덜 억제합니다. 이렇듯 관절염 같은 만성 통증에는 의사·약사와의 상담을 통해 적절한 약을 선택하는 것이 가장 중요합니다.

관절염·골다공증 치료제

관절염에 좋다는 '뼈 주사' 맞아도 될까?

퇴행성 관절염을 앓는 환자들에게는 전설 같은 이야기 하나가 전해져 내려옵니다. 무릎이 시큰시큰한 관절염 때문에 한참 고생을 하던 차에 어느 병원을 들렀는데, 의사 선생님이 무릎뼈 부위에 무슨 주사를 놓은 후로는 통증이 씻은 듯이 사라졌다는 이야기죠. 분명 의사는 설명을 했겠지만, 한 번 들어서는 환자가 복잡한 약 성분을 외우기 힘듭니다. 뼈에 무슨 주사를 맞았다는 것만 기억에 남아서 이 주사의 이름은 '뼈 주사'가 됐습니다. 뼈 주사의 정체는 대체 뭘까요?

흔히 뼈 주사라고 불리는 주사제는 앞서 알러지 비염 치료제를 소개하며 설명했던 '부신피질 스테로이드제'입니다. 이 약은 염증 반응의 가장 앞 단계를 막아 주는데요. 뼈 주사를 맞으면 환자들은 관절통이 씻은 듯이 사라지는 경험을 하게 됩니다. 진통제를 먹는 것과는 차원이 다르죠. 하지만 스테로이드가 만병통치약은 아닙니다. 어디까지나 증상을 완화하는 약일 뿐이고, 스테로이드 역시 약물내성이 발생하는 약이기 때문에 무턱대고 통증을 조절하겠다고 계속 사용해서는 곤란합니다. 사실, 시간 맞춰 꾸준히 진통제를 복용하는 방식으로도 스테로이드와 유사한 수준의 진통 효과를 볼 수 있습니다. 아주 중증의 관절염 환자가 아니라면 스테로이드는 과한 처방인 셈입니다.

　관절염 같은 만성질환을 치료할 방법은 현재로서는 없습니다. 이런 상황에서는 장기적으로 약을 잘 사용할 수 있는 방법을 찾는 것이 정말 중요합니다. 진통제를 먹어도 통증이 심하다면 더 강한 진통제를 사용하거나 스테로이드 주사를 맞을 수도 있겠죠. 하지만 진통제를 사용하기 전에 뼈 주사부터 맞는 것은 절대 좋은 치료법이 아닙니다. 고통에서 빠르게 벗어나고 싶은 마음이야 누구든 비슷하겠지만, 마라톤은 페이스를 조절해야 성공할 수 있습니다. 만성질환인 퇴행성 관절염도 마라톤에 임하는 마음으로 접근해야만 합니다.

관절염·골다공증 치료제

PART III.
죽느냐 사느냐

인간의 생존을 위해
꼭 필요한
약 가이드

12 | 백신

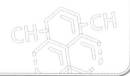

"For sale : Baby shoes, never worn." 미국의 소설가 어니스트 헤밍웨이 Ernest Hemingway, 1899~1961가 썼다고 알려진 출처 불분명의 여섯 단어 소설입니다. 들려오는 말에 따르면 헤밍웨이가 이 소설을 써서 사람들을 감동하게 했다고 하죠. (물론 사실인지는 확인된 바 없습니다.) 이 문장을 의역하면 '아기 신발 팝니다. 신겨 보진 못했어요.' 정도가 되려나요? 그런데 헤밍웨이가 아버지가 될 즈음에는 영아의 사망이 그리 드물지는 않았습니다. 1930년대 미국에서는 한 해에 태어나는 아이 1,000명 중 약 60명이 사망했거든요. 그로부터 90년 정도가 지난 2017년 미국의 영아 사망률은 1,000명 중 6명입니다. 한국은 1,000명 중 2.8명에 불과하죠.

선진국에서 이런 비극적인 일이 줄어들게 된 데에는 여러 가지 이유가 있습니다. 상하수도 시스템이 정비되어 전반적인 위생 상태가 나아졌고, 과거보다 산모의 영양 섭취량이 개선되어 신생아가 적정 체중으로 출생하게 되었죠. 항생제 개발과 해충 감소도 빼놓을 수 없습니다. 그중에서도 영아와 아동의 사망률을 줄이는 데 가장 큰 역할을 한 것은 바로 '예방접종'입니다.

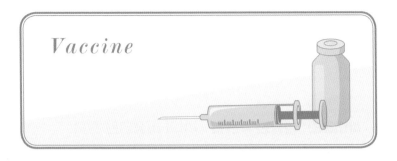

Vaccine

　30년 전만 해도 지금처럼 예방접종을 필수로 시행하지는 않았습니다. 1983년에 세계적 의학 연구 저널인 『란셋』에 서아프리카 지역의 홍역 백신 접종에 대한 논문이 발표된 적이 있습니다. 여기엔 홍역 바이러스에 감염된 아동의 사망률이 14.8%에 달한다는 충격적인 결과가 담겨 있었죠. 더 놀라운 건 따로 있습니다. 그 지역에서 백신 접종을 받지 못한 아이들의 43% 정도가 홍역에 걸렸다는 겁니다. 홍역 백신을 접종하지 않은 아이 10명 중 4명은 홍역에 걸리고, 그중 1~2명이 사망하는 일이 무려 1980년대에 일어났습니다. 선진국들의 흘러간 과거이자, 현재도 몇몇 나라에서 진행 중인 비극이죠. 백신의 중요성을 단번에 깨닫게 하는 사례입니다.

　그런데 우리는 아직 백신을 잘 모릅니다. 심지어 백신 접종이 제약 회사의 음모라며 자녀의 백신 접종을 거부하는 부모들도 있습니다. 백신은 무엇일까요? 그리고 우리 몸에 어떻게 작용하는 걸까요? 백신에 대한 설명에 앞서, 백신이 막으려는 대상인 바이러스에 대해 알아봐야겠습니다.

바이러스, 생물과 무생물 사이의 어정쩡한 존재

'삶'이 무엇이냐는 질문에는 정답이 없을 겁니다. 이는 과학의 영역이라기보다는 철학에 더 가까운 질문이니까요. 그렇지만 과학자들은 '생물'이 무엇인지에 대해서는 그 나름의 합의들을 이뤘습니다. 지구에서 발견되는 생물들은 모두 세포로 구성되어 있으며, 생식 활동을 하고, 물질대사를 하는 등 대략 일곱 가지 정도의 공통된 특성을 가지거든요. 그런데 바이러스(virus)는 좀 특이합니다. 분명 자체 유전정보를 갖고 있고, 생물의 특성 중 몇 가지를 공유하기는 하는데 생물이라고 하기는 좀 부족하달까요? 무엇보다 바이러스가 다른 생물과 다른 점은, 이들이 봉준호 감독도 놀랄 정도로 정말 철저한 기생(parasitism) 생활을 한다는 점입니다. 그래서 과학자들은 바이러스를 생물이라고 칭하기보단, 그냥 '감염성 입자'로 부르기로 했습니다.

물론 생물 중에도 기생을 생존 전략으로 삼는 것은 많습니다. 심장사상충은 강아지의 몸에 기생해 생명을 위협하고, 소나무 재선충은 소나무에 기생해 말라 죽게 만듭니다. 하지만 이런 생물들은 영양을 섭취하고자 다른 생물에게 빌붙을 뿐, 영양 문제만 해결되면 독자적인 생존이 가능합니다. 이에 반해 바이러스는 삶의 전 과정을 다른 생물의 세포 내에서만 해결할 수 있습니다. 바이러스한테는 생존에 필수적인 각종 효소가 없습니다. 바이러스는 살아 있는 숙주세포가 갖고 있는 세포 내의 효소들을 빌려 써야만 에너지와 신체 구성물을 얻고, 증식할 수 있죠.

게다가 바이러스의 기생 조건은 무척이나 까다로워서, 바이러스들은 특정한 기생 대상, 학술적으로는 '숙주(host)'에게만 감염을 일으킵니다. 예컨대 2018년 양계장의 대량 살처분을 초래했던 조류인플루엔자(AI, avian influenza)는 조류에게는 무척 위협적이지만, 토마토를 감염시키지는 못합니다. 또한 한 해 쌀농사를 망치는 벼 바이러스가 농부에게 감염을 일으키지는 않죠. 이렇듯 기생의 대상이 되는 생물을 무척이나 선택적으로 고르는 것을 바이러스의 '숙주 특이성(host specificity)'이라고 합니다. 일반적으로 바이러스들은 이런 숙주 특이성이 무척이나 높은 편입니다. 덕분에 다른 생물을 감염시키는 바이러스가 인간에게 위협이 되는 일은 적지만, 바이러스를 예방하기 위한 백신을 만들기는 무척이나 어려워졌습니다.

어떻게 바이러스를 얻을 것인가

바이러스는 자기가 선호하는 특정한 숙주에게만 기생하며, 숙주 밖에서는 증식은커녕 물질대사도 혼자 할 수 없습니다. 제약 회사가 백신을 만들 때는 이러한 바이러스의 특성이 골치 아픈 문제가 됩니다. 인간에게 감염을 일으키는 바이러스에 대한 백신을 만들기 위해서는 우선 바이러스를 대량으로 얻어야만 하는데, 그게 쉽지 않거든 요. 이 고약한 놈들은 숙주 특이성이 높은 데다, 살아 있는 세포에 빌붙어야만 증식하는데, 사람을 고의로 감염시켜서 바이러스를 수확할수는 없기 때문입니다. 제약 회사로서는 바이러스를 대량으로 얻을방법이 막막했던 거죠.

바이러스를 얻기 위한 다양한 방법이 시도되던 중, 1935년 영국의바이러스 학자인 윌슨 스미스Wilson Smith, 1897-1965가 놀라운 방법을 발견합니다. 부화 중인 유정란에 바이러스를 주입하면, 딱 맞는 숙주가 아니어도 어느 정도는 바이러스가 증식했던 거예요.

유정란을 이용해서 바이러스를 배양하는 방법은 이렇습니다. 먼저 계란 속의 닭 배아가 적당한 수준으로 자라면, 주삿바늘을 이용해미리 채취해 뒀던 바이러스를 유정란 내에 주입합니다. 그러면 닭의배아 세포에 침투한 바이러스가 처음 투입했던 양의 수십 배로 증식하죠. 이 과정을 반복해 대량의 바이러스를 얻은 뒤, 이를 이용해 백신을 만드는 겁니다. 인체 조직을 이용하지 않으면서도 비교적 저렴

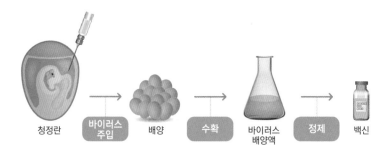

청정란 → 바이러스 주입 → 배양 → 수확 → 바이러스 배양액 → 정제 → 백신

오늘도 약을 먹었습니다

하게 바이러스를 증식시킬 방법을 찾아냈으니, 정말 획기적인 발견이었죠.

하지만 유정란 배양법이 만능 해결책은 아니었습니다. 바이러스를 배양하려면 사람이 오염을 일으킬 수 없도록 무균 조건의 특수 양계장에서 계란을 생산해야 합니다. 이렇게 생산한 청정란 하나의 가격은 한 알에 최대 4,000원까지도 올라가니, 가격 부담이 있습니다. 그렇다고 해서 모든 바이러스를 유정란에서 배양할 수 있는 것도 아니고요.

다행히 유전공학의 발전 덕분에 바이러스의 일부 성분을 대량으로 얻어내는 기술이 개발되었습니다. 바이러스는 캡시드(capsid)라는 단백질 껍데기를 외부에 두르고 있는 경우가 많은데요. 바이러스의 종류에 따라 캡시드의 모양도 다양해서, 우리 몸의 면역 세포는 캡시드 단백질만으로도 충분히 바이러스를 구분할 수 있죠. 그렇다면 유정란에서 잘 자라지도 않는 바이러스를 힘겹게 키우느니, 유전공학 기술을 이용해서 바이러스의 '껍데기'만 생산하는 방식이 낫지 않을까요? 이런 방식으로 생산된 특수한 유형의 백신을 '바이러스 유사 입자(VLP, virus like particle) 백신'이라고 합니다. 자, 이제 다 만든 백신을 드디어 몸에 적용할 차례입니다.

최첨단 화학무기까지 동원되는 면역 전쟁

우리 몸의 면역계는 직접 새로운 침입자를 맞닥뜨려, 한바탕 소동을 부린 후에야 조금씩 경험을 쌓는 방식으로 발전합니다. 걸음마를 처음 떼는 아기들이 넘어지고 비틀거리면서도 결국은 걷는 법을 배우듯이, 아기 몸의 경찰들도 다양한 침입자 체포를 경험하면서 스스로를 지키는 법을 배워 가죠. 하지만 어떤 침입자들은 초보 경찰들이 감당할 수 없는 위험한 감염을 일으킵니다. 홍역은 물론이고, 어린아이들에게 영구적인 장애를 일으키는 소아마비 같은 경우도 그렇습니다. 백신 예방접종은 경찰들이 위험성을 학습할 수 있도록 외부에서 침입하는 바이러스·세균에 대한 '지명수배 전단'을 미리 보내는 역할을 합니다.

정확한 과정은 이렇습니다. 흔히들 '백혈구'라고 알고 있는 대식세포(macrophage)는 몸에 침입한 외부 미생물을 삼켜, 세포 속에서 분해하는 방식으로 우리 몸을 보호합니다. 침입자의 종류를 가리지 않고 물리적으로 적을 제거하는, 단순하지만 확실한 방법을 사용하죠. 그러나 바이러스도 만만치 않습니다. 바이러스는 세포 내에서 수십-수백 배로 증식해 외부로 배출돼요. 그러다 보면 침입자의 증식속도가 침입자를 잡아먹는 속도를 뛰어넘어 도무지 막을 수 없는 순간이 오게 됩니다. 이런 상황을 방지하기 위해, 대식세포를 비롯한 최전선의 면역 세포들은 자신들이 잡아먹은 침입자의 일부인 '항원(antigen)'을 떼어내, 후방의 전문가에게 전달합니다.

후방의 림프절(혹은 임파선)에는 면역의 2차 방어를 담당하는 전문가인 림프구들이 모여 있습니다. 대식세포가 침입자로부터 떼어 낸

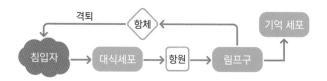

항원을 림프절에 전달하면, 림프구는 그 항원에 짝이 맞는 항체(antibody)를 생산하기 시작하죠. 항체는 특정 항원에만 결합하도록 설계된 일종의 유도 미사일입니다. 항체가 혈액 중으로 분비되면 침입자들은 항체의 공격 때문에 약해지거나 죽게 되고, 대식세포만으로 막지 못하던 침입자도 격퇴할 수 있게 됩니다. 이렇게 우리 면역계는 '최첨단 화학무기'까지 동원해 침입자로부터 몸을 지키는 것이죠.

여기에 더해 림프구의 일부는 '기억 세포(memory B cell)'라는 형태로 바뀌어, 한번 침입했던 침입자에 대한 정보를 기록해 놓습니다. 다음에 같은 침입자가 다시 침입하더라도 빠르게 대응하기 위해 준비를 해 두는 셈이죠.

그런데 면역 세포가 꼭 살아 있는 침입자를 만나야만 반응하는 것은 아닙니다. 지명수배 전단의 사진 정도로도 충분히 위험한 범죄자에 대한 정보를 기록해 둘 수 있죠. 즉 바이러스의 독성을 없애거나 항원만 따로 분리해서 몸에 주입하면, 몸에 실제로 피해를 주는 감염을 겪지 않고도 '기억 세포'를 만들 수 있습니다. 이게 백신의 원리입니다.

독감은 왜 매년 걸릴까

안타까운 점은 아직도 예방접종을 할 수 없는 바이러스성 질환들이 훨씬 많다는 사실입니다. 가령 최근 발생한 신종 코로나바이러스는 아직 백신이 없죠. 오래된 바이러스라고 백신 개발이 쉬운 것도 아닙니다. 어린이집에 자주 유행하는 수족구병 역시 백신이 없습니다. 수족구병을 일으키는 바이러스가 두 종류(엔테로바이러스, 콕사키바이러스)나 되는 데다, 두 바이러스 모두 배양에 제대로 성공하지 못했거든요. 게다가 각각의 바이러스가 변이를 일으켜서 조금씩 다른 바이러스가 되기도 합니다. 면역력이 약한 어린이들이 몇 번씩 수족구병에 다시 걸리는 이유죠.

한편, 매년 새로 백신을 맞더라도 피하기 힘든 바이러스성 질환이 있습니다. 익숙하기에 별로 위험하다고 느껴지지 않지만 사실은 매우 위협적인 질병, '독감'입니다. 보통 사람들은 에볼라나 지카바이러스 같은 생소한 바이러스들을 두려워하는데요. 하지만 실제로 인류를 가장 많이 죽인 바이러스는 독감을 일으키는 인플루엔자(Influenza) 바이러스입니다. 1918년 스페인에서 발생한 독감은 약 1억 명의 사망자를 냈죠. 사람들의 안일한 인식과는 달리, 인플루엔자는 중세 유럽을 강타한 흑사병(페스트)에 비견될 만한 바이러스라는 이야깁니다.

눈부시게 발전한 의학으로 모든 바이러스를 퇴치할 수는 없는 걸까요? 지금으로서는 어렵습니다. 이는 바이러스 자체의 특성과 백신

오늘도 약을 먹었습니다

접종 시스템에 한계가 있기 때문입니다. 인간과 같은 대부분의 생물은 안정적인 DNA 형태로 유전정보를 저장하지만, 바이러스는 불안정한 RNA 형태로 유전정보를 전달합니다. (여기서 RNA란 DNA와 함께 유전정보를 전달하는 데 관여하는 핵산의 일종인데요. 동일한 유전정보를 담고 있더라도 DNA는 이중나선구조 덕분에 훨씬 더 안정적입니다.) 인플루엔자 바이러스 역시 RNA 바이러스라 변이가 무척 큰 편입니다. 다양한 변종이 많이 발생하다 보니, 백신 접종을 위해서는 매년 선택을 내려야만 합니다.

각국의 보건 기관들은 협력을 통해 올해 어떤 인플루엔자가 유행할지를 나름대로 예측하고, 해당 변종에 대한 백신을 대량으로 생산합니다.* 운이 좋아서 정말 그 변종이 유행하면 백신을 접종한 덕을 보겠지만, 그렇지 못한 경우에는 백신 접종을 하더라도 큰 효과를 보지 못하게 됩니다. 사람들이 매년 독감에 걸리는 이유는 바로 이 때문이죠. 그렇다고 해서 백신이 아무런 의미가 없다는 말은 아닙니다. 독감을 완전히 예방하지 못하더라도 대응하는 데 도움은 되기에, 특히나 면역력이 약한 노약자들은 독감 예방접종을 맞는 게 좋습니다.

---

* 인플루엔자 관련 보도를 살펴보면, 'H1N1', 'H3N2'와 같은 식의 두 가지 문자와 숫자가 조합된 기호가 등장한다. 이 기호는 인플루엔자A 바이러스의 변종 분류 번호이다. 인플루엔자A 바이러스는 헤마글루티닌(H)와 뉴라미니다아제(N)라는 두 개의 중요한 단백질을 갖고 있는데, 각각이 조금씩 변이를 일으키므로 각 단백질 변이에 따라 번호를 붙여서 구분한다.

아기 수첩에 남은 염려의 흔적

우리는 세상에 태어나면서 작은 수첩 하나와 인연을 맺습니다. 이름·체중·혈액형부터 시작해, 사주를 볼 때 말고는 아무 쓸모가 없는 출생 시간까지 정확히 적혀 있는 '아기 수첩' 말입니다. 아마 본인의 아기 수첩을 직접 본 사람은 많지 않을 겁니다. 아기 수첩의 주된 목적은 예방접종을 잊지 않고 모두 맞기 위해 접종 기록을 남겨 두는 것이거든요.

몇 년에 걸친 예방접종을 마치면 수첩의 임무는 끝나고, 집 안 어딘가로 사라집니다. 그래서 성인이 되고 난 뒤에는 본인의 수첩을 들여다볼 일이 거의 없어요. 하지만 수첩이 없어져도 사라지지 않는 것이 있습니다. 때 되면 병원을 방문해 아기의 건강을 위해 주사를 맞히던 부모님의 애정 어린 염려입니다. 부모님의 사랑은 아직도 우리 몸에 '기억 세포'로 남아 우리 몸을 지키고 있습니다.

오늘도 약을 먹었습니다

홍역 백신은 정말 자폐증을 유발할까?

　홍역 백신이 자폐증을 유발해 건강에 치명적이라는 주장이 있습니다. 아직도 '맘 카페' 등의 커뮤니티 사이트에서 심심찮게 등장하는 이야기지만, 결론부터 말하자면 이는 사실과 아주 거리가 멉니다. 해당 주장은 1998년 영국의 의사 앤드루 웨이크필드Andrew Wakefield, 1957~ 를 통해서 제기되었습니다. 그는 권위 있는 의학 저널 『란셋』에 자폐증(autism)이라는 원인 불명의 정신 질환이 실은 홍역 백신 때문에 발생한 것이라는 논문을 발표해 전 세계를 충격에 빠뜨렸죠. 어린 자녀를 둔 부모들은 큰 충격에 빠졌습니다. 그런데 몇 년이 지난 후 놀라운 사실이 폭로됐습니다. 웨이크필드가 자폐증 아동들을 이용해 엄청난 규모의 돈벌이를 계획하고 있었다는 겁니다.

　일반적인 아동들은 홍역(Measles), 볼거리(Mumps), 풍진(Rubella)의 세 질환을 한 번에 예방할 수 있도록 개발된 MMR 백신을 맞는 경우가 대부분입니다. 그런데 웨이크필드는 MMR 백신을 맞으면 홍역 바이러스가 몸에 지속적으로 발현되어 자폐증을 유발한다는 주장을 펴며, 뒤에서는 몰래 회사 설립을 준비하고 있었습니다. 해당 회사는 자폐증 아동들을 대상으로 '홍역 바이러스'에 대한 항체가 있는지를

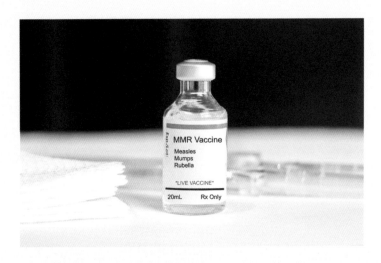

시험할 수 있는 진단 검사법을 만들 것이라며 투자자를 끌어들이려 했습니다. 또한 기존과 차별화된 홍역 백신을 개발한 뒤 독점적으로 판매하면 큰 이윤을 얻을 수 있다는 투자 설명서를 은밀하게 뿌려 댔죠. 그렇게 추산한 회사의 잠재적 이익은 7,500만 파운드(한화 약 1,144억 원)에 달했습니다.

이런 사실을 모르고 있던 세계 각국의 의학계는 해당 연구가 사실인지를 검증하기 위해 부지런히 움직였습니다. 원인 미상의 질환이 백신 때문이라면 정말 큰 문제니까요. 그런데 그 누구도 해당 연구를 재현하지 못했습니다. 애초에 웨이크필드가 돈벌이를 노리고 펼친 악의적인 주장이었던 만큼, 정상적인 방법으로는 같은 결과가 나올 수가 없었던 것입니다. 웨이크필드 외에도 MMR 백신 회사를 상대로 막대한 규모의 의료 소송을 제기해 큰돈을 만지려던 악덕 변호사, 바이오 투자 열풍을 틈타 가짜 기술을 이용해 사람들에게 사기를 치려던 투자자, 심지어는 자폐증에 걸린 자신의 아이를 이용해서 한몫을 챙기려던 비정한 일부 부모까지 엮인 일이었으니 진상 조사도 오래 걸렸죠.

진실을 밝혀낸 의학계에서는 웨이크필드의 주장이 허위라며 분개했고, 영국 정부는 뒤늦게 웨이크필드의 의사 면허를 박탈했습니다. 『란셋』에서도 해당 논문을 철회했지만 이미 악의적 소문은 널리 퍼져 나간 뒤였습니다. 그 사이 웨이크필드의 주장을 접한 영국의 수많은 부모는 불안에 떨며 자신의 아이에게 홍역 백신을 접종하지 않았습니다. 웨이크필드는 본인의 돈벌이를 위해 MMR 백신이 위험하다는 거짓 소문을 퍼뜨렸지만, 사람들은 이를 홍역 백신 모두에 문제가 있다는 식으로 받아들였기 때문이죠.

그 결과는 어땠을까요? 수백만 명의 아동이 홍역 예방접종을 하지 않은 결과는 처참했습니다. 영국에서는 2017년 한 해에 홍역 감염자가 283명이나 발생했습니다. 2017년 한국의 홍역 발생 사례가 5건인 것을 고려하면 참담한 일이라고밖에 할 수 없습니다. 비양심적인 한 의사와 이를 조기에 진화하지 못한 보건 당국의 무능 때문에 잘못 없는 아동들에게 고스란히 피해가 돌아갔습니다. 악의적 소문 때문에 또 다른 신발이 주인을 잃는 일은 사라져야 하지 않을까요?

코로나바이러스는 어떻게 박쥐에서 옮아왔을까?

2020년 초에 충격적인 일이 발생했습니다. 중국 우한 지역에서 시작된 코로나바이러스감염증(COVID-19)이 전 세계로 퍼져 나가자, 세계보건기구(WHO)에서 11년 만에 '감염병 세계적 유행(pandemic)'을 선언했거든요. 글을 쓰는 현재(2020년 3월)에도 많은 사람이 질병으로 인해 고통을 받고 있지만, 아직도 명확한 치료법이 나오지 않은 상태라 불안은 계속 커지는 상황입니다. 그런데 이 바이러스는 대체 어디서 온 것일까요?

과학자들이 밝혀낸 바에 따르면, 이번 코로나19 바이러스는 원래 박쥐에 존재하는 바이러스가 인간에게 옮아온 것이라고 합니다. 앞의 백신 이야기를 유심히 읽은 독자라면 조금 이상하다는 생각이 들 수도 있습니다. 바이러스는 '숙주 특이성'이 높아 다른 생물을 감염시키는 일이 드물다고 했는데, 박쥐를 감염시키던 바이러스가 어떻게 이렇듯 많은 사람을 감염시키느냐는 의문입니다. 비밀은 고혈압 부분에 나왔던 안지오텐신 전환 효소(ACE)에 있습니다.

혈압 조절에서 핵심적인 기능을 수행하는 것은 안지오텐신이라는 호르몬입니다. 평소에는 비활성 상태로 존재하다가, ACE라는 효소에 의해 활성 상태로 바뀌면 혈압을 높이는 기능을 하게 되죠. 불행하게도 코로나바이러스는 ACE 효소의 일종인 ACE2라는 효소를 이용해서 사람 세포에 침투한다는 사실이 밝혀졌습니다. 사람의 생존에 필수적인 효소를 이용하니 인체에 쉽게 침투할 수 있었던 겁니다.

인체에서 ACE2 효소에 대한 수용체가 특히 많이 분포하는 기관은 심장입니다. 혈압 조절에 관여하는 효소이니 어쩔 수가 없는 현상인데, 그로 인해 많은 코로나19 감염 환자들은 심장에 타격을 입어 사망하고 있습니다. 비슷하게 ACE2 수용체가 많이 분포하는 폐 역시 직접적인 타격을 받고 있죠. 그럼에도 ACE2 효소를 억제하는 방식으로 코로나를 예방하기는 힘듭니다. 이 효소가 인간의 생존에 필수적인 역할을 담당하고 있으니까요. 바이러스는 기본적으로 숙주 특이성이 높지만, 때로는 이런 방식으로 숙주를 쉽게 갈아타기도 합니다.

13 | 항생제

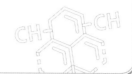

강아지를 키우다 보면 식사 시간에 갈등을 느낄 일이 많습니다. 초롱초롱한 눈으로 자기한테도 먹을 것을 나눠 달라며 시위를 하는데, 사람이 먹는 음식 대부분은 양념이 되어 있어 강아지에게 해로운 경우가 많거든요. 그래도 그 눈빛을 못 이겨 반찬을 나눠 주는 때도 있는데, 한번은 강아지가 초콜릿을 받아먹어서 난리가 난 적이 있습니다. 초콜릿에는 테오브로민(theobromine)이라는 성분이 들어 있는데, 사람에겐 아무런 해가 없지만 개는 그 물질을 분해하지 못하거든요. 개가 초콜릿을 많이 섭취했다간 생명이 위험할 수도 있습니다. 초보 반려인의 아찔한 실수였죠.

반려견을 키우는 사람이라면 한 번쯤 들어 봤을 이야기입니다. 그런데 세균에게 마치 강아지가 초콜릿을 먹는 것과 같은 역할을 하는 약이 있습니다. 초콜릿이 사람에게는 위험하지 않지만 강아지에게는 그러하듯, 이 약은 인체에는 유해하지 않지만 세균에게는 매우 치명적이죠. 이 약은 스테로이드와 함께 가장 오해를 많이 받는 약 중 하나인 항생제입니다. 항생제에 대해서라면 잘 알고 있다고요? 항생제를 먹으면 몸에 내성이 생긴다고 생각하거나, 막연히 해롭다고 인식하는

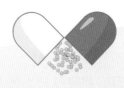

Antibiotic

분들이 많죠. 반대로 어떤 분들은 병에 걸리면 무조건 항생제를 먹어야만 낫는다고 여기기도 하고요. 항생제는 그런 약이 아닙니다. 이번에는 항생제에 대한 이모저모를 설명하면서 오해를 한번 풀어 볼까 합니다.

항생제, 세균의 급소를 노리다

대부분의 항생제는 사람에게는 해를 끼치지 않으면서 세균에만 선별적으로 해를 끼칩니다. 초콜릿이 강아지한테만 해를 끼치는 것처럼 말이죠. 이런 차별화가 가능한 이유는, 인간과 세균이 세포 수준에서부터 여러 차이가 있기 때문입니다.

가장 대표적인 차이점은 세균에게 세포벽(bacterial cell wall)이 있다는 사실입니다. 세포벽은 세포막 바깥에 존재하는 또 하나의 층으로, 게나 가재의 껍데기처럼 세포막 바깥에서 세포를 보호하는 기능을 수행합니다. 사람을 비롯한 동물에게는 없는 세균 고유의 구조죠. 특정 항생제는 세균의 세포벽이 만들어지는 것을 차단함으로써 세균을 사멸하게 하는데, 이런 원리로 작용하는 세계 최초의 항생제가 바로 '페니실린(penicillin)'입니다.

그런데 세균의 세포벽을 파괴하는 것만으로 효과를 보기가 힘든 경우가 있습니다. 다시 과학자들은 세균에만 있고 인간에게는 없는 다른 세포 내 구조물을 찾기 시작했고, 리보솜(ribosome)이라는 세포소기관에 주목하게 되었죠. 리보솜은 세포 내부에서 단백질을 합성하는 역할을 하는데요. 세균의 리보솜은 사람의 리보솜보다 크기가 작고 구조가 달랐죠. 이를 표적으로 개발한 항생제가 '-마이신'이라는 접미사가 붙은 각종 항생제들입니다. 여러 종류의 항생제를 통틀어서 그냥 마이신이라고 칭하시는 분들이 많은데요. 엄밀히 말해 마이신은 세균의 리보솜이 단백질을 합성하지 못하게 하는 방식의 항생제들만을 일컫는 말입니다.

이 두 가지 항생제와 다른 종류의 항생제도 있습니다. 세균이 유전자를 복제하거나 이용하는 과정을 막아, 세균이 증식하거나 생장할 수 없도록 막는 항생제죠. 세균은 생존에 필요한 물질을 만들기 위해 설계도(유전자)를 단백질 합성 장치인 리보솜에 전달해야 합니다. 이 과정을 돕는 것이 RNA 중합 효소(RNA polymerase)라는 효소죠. 결핵 치료제로 사용되는 항생제 리팜피신(rifampicin)은 이 효소를 억제해 세균을 죽게 만듭니다.

수십 년간 다양한 항생제가 개발되었지만, 대부분은 위의 세 가지 분류에 들어갑니다. 바꿔 말해 인간과 세균의 세포 구조가 바뀌지 않는 이상, 새로운 항생제가 개발되기는 힘듭니다. 세균의 새로운 급소를 밝혀내기란 정말 쉽지 않거든요. 문제는 세균도 그동안 가만히 있지는 않았단 겁니다. 인간의 항생제 개발에 맞춰서 이들도 진화해 나갔죠.

진화하는 세균, 뒤처지는 인류

잠시 강아지 이야기로 돌아가 보겠습니다. 우리 집 강아지는 그날 먹은 초콜릿을 알아서 게워 내 다행히도 별 탈이 없었습니다. 주

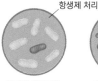
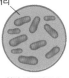

항생제 처리

소수의 항생제
내성균과 일반 세균이
같이 생존

항생제 내성균을
제외한 일반 세균이
모두 죽음

일반 세균이 죽은
자리를 항생제
내성균이 차지함

일부 항생제 내성균은
유전자를 다른 세균에
전달

🦠 일반 세균　🦠 항생제 내성균　🦠 죽은 균

인 입장에서는 무척 감사한 일이지만, 문제는 세균들도 비슷한 방식으로 항생제에 저항한다는 점입니다. 일부 세균들은 유출 펌프(efflux pump)라는 것을 갖고 있는데요. 이 기관은 강아지가 초콜릿을 게워 내듯 세포 내로 들어온 독성 물질을 다시 외부로 뱉어내는 역할을 합니다. 항생제를 투여해도 살아남는 거죠.

물론 모든 세균이 항생제를 밖으로 배출할 수 있는 능력을 가진 것은 아닙니다. 그중에서도 몇몇 세균만이 유출 펌프를 통해 항생제를 내보낼 수 있죠. 항생제를 처리하면, 항생제에 저항할 수 있는 일부 세균만 살아남고 나머지 세균은 모두 죽어 버리고 맙니다. 그럼 된 것 아니냐고요? 문제는 살아남은 소수의 세균들이 다른 세균이 가졌던 자리를 차지하게 된다는 점입니다. 극히 일부였던 항생제 내성균이 다수가 되어 버리는 거예요.

이 외에도 다양한 방식으로 세균은 항생제의 공격을 피하고자 합니다. 예를 들어, 가장 먼저 등장한 항생제 페니실린에 저항하고자 세균들은 여러모로 몸부림을 쳤습니다. 어떤 세균은 페니실린이 작용하는 부위를 살짝 바꿔 페니실린의 작용을 무력화했고, 또 다른 세균은 페니실린을 분해할 수 있는 효소를 만들어 내는 과감한 전략을 취하기도 했습니다. 이를 막기 위해 과학자들이 다시 페니실린 분해 효소를 억제하는 물질을 만들면, 세균은 분해 효소의 생성량을 늘리는 방식으로 응수해 버렸죠. 그야말로 끝없는 전쟁인 겁니다.

이런 방식으로 항생제에 대한 내성을 획득한 세균은 소수에 불과하지만, 일단 그런 일이 생기면 큰 문제입니다. 세균들은 자기들끼리 유전자를 전달할 수 있거든요. 항생제에 내성을 갖게 된 세균이 다른 세균에 유전자를 전달하면, 주변에 내성이 역병처럼 퍼지게 됩니다. 이렇듯 세균은 끝없이 진화하고, 인류는 점점 뒤처지는 모양새입니다. 무슨 방법이 없을까요?

항생제 내성을 막아라

항생제 내성에 대해 이야기하기 전에 먼저 짚고 넘어가야 할 것이 있습니다. 항생제 내성(antibiotics resistance)은 약물내성(drug tolerance)과는 다르다는 점입니다. 약물내성은 지속적으로 약을 복용했을 때 약효가 점차 떨어지는 현상을 말합니다. 주로 마약성 진통제나 수면제처럼 특이한 약에 한정되는 현상이죠. (진통제나 감기약 같은 일상적인 약을 먹어서 약물내성이 생기는 경우는 극히 드뭅니다.) 이와 달리, 항생제 내성의 주체는 세균이에요. 사람이 항생제에 적응하는 것이 아니라, 세균이 항생제에 대해 내성을 갖는 게 문제가 되죠. 특히 항생제를 오·남용할 경우에 항생제 내성이 생길 확률이 높아집니다.

항생제 내성균과의 전쟁에서 이기는 가장 확실한 방법은 불필요한 항생제 사용을 줄이는 것입니다. 우리나라는 여러 가지 정책적인 요인에 의해 항생제 처방률이 다른 나라에 비해 무척 높았습니다. 2002년 기준으로 동네 의원의 봄철 항생제 처방률은 43.36%에 달했죠. 세계적으로 항생제 내성균을 우려하는 목소리가 높아졌고, 우리나라 정부에서도 개별 의원마다 항생제 처방률을 통보해서 항생제 처방을 줄이도록 유도했습니다. 2018년에는 다행히 이 수치가 2002년의 절반 정도로 떨어졌지만, 아직도 해외에 비해서는 1.5배가량 높은 수준입니다. 무조건 항생제를 써야 빨리 낫는다는 고연령층 환자들의 오해도 항생제 처방률을 낮추는 데 걸림돌이 되고 있습니다.

최근에는 오히려 항생제에 대한 무조건적인 기피가 문제를 일으키기도 합니다. 사극에서 역적에게 사약을 내릴 때를 유심히 살펴보면, 역모를 일으킨 주범만 족치는 것이 아니라 주변의 삼족을 멸하는 것을 볼 수 있습니다. 전근대적인 야만이자 오늘날 헌법에 어긋나는 연좌제죠. 하지만 항생제 내성균을 막기 위해서는 이런 잔혹한 방식으로 항생제 내성균 외의 다른 세균도 제거해야 합니다. 앞서 이야기했듯, 소수의 항생제 내성균이라도 주변 친척들에게 항생제 내성 유전자를 전달할 수 있기 때문입니다. 항생제를 꾸준히 먹어서 내성균이 유전정보를 전달할 가능성이 있는 친척들까지 모두 죽이면, 이런 문제는 사라집니다. 항생제를 마음대로 중단하지 말고, 처방된 양을 반드시 다 먹어야만 하는 이유가 여기에 있죠.

　마지막으로 보건 의료계의 협조 아래 항생제 내성을 막을 수 있는 방법이 하나 더 있습니다. 특정한 한 가지 항생제만 계속 사용하는 게 아니라, 여러 항생제를 돌아가며 쓰는 것이죠. 특정 항생제를 계속 사용하면, 해당 항생제에 대한 내성균 비율이 높아진다는 사실이 이미 연구(Beardmore, 2017)를 통해 밝혀졌습니다. 이때 적당한 주기를 갖고 어떤 시기에는 A라는 항생제를 주로 사용하다가 다음 시기에는 B, 그다음에는 C라는 항생제로 순환하는 식의 항생제 순환(antibiotic cycling) 전략을 이용하면 항생제 내성균을 줄일 수 있습니다. A 항생제에 대해 내성이 있는 균이 B와 C에까지 내성을 가질 가능성은 드무니까요. 그런데 이런 능력을 가진 거짓말 같은 세균이 실제로 등장하기 시작했습니다. 여러 항생제에 대해 내성이 있는 슈퍼박테리아가 나타난 겁니다.

슈퍼박테리아, 너를 어쩐단 말이냐

　1980년대 미국 의료계를 뒤흔든 현상이 보고됐습니다. 당시 널리 쓰이던 항생제인 메티실린(methicillin)에 대한 내성을 가진 세균이 병원 밖 지역사회에서 발견된 것입니다. 메티실린은 페니실린에 대한 내성을 가진 균을 치료하기 위해 만들어진 항생제입니다. 페니실린의 구조를 개량하는 방식으로 만들어졌죠. 그런데 메티실린에까지 내성을 가진 세균이 생기다니요. 게다가 이런 현상이 병원 밖에서 발견되었다는 것에 미국 의료계는 화들짝 놀랐습니다. 병원에서야 메티실린에 내성을 가진 세균이 존재할 수 있었고, 이미 1960년대부터 의료계도 이 사실을 인지하고 있었습니다. 병원에서는 수술 같은 감염 위험이 큰 시술을 하니, 어쩔 수 없이 항생제를 많이 쓰고 있었으니까요. 그런데 병원 내부가 아닌 지역사회에서 메티실린 내성균에 감염된 사람들이 발견됐으니 놀랄 만도 했죠. 당시는 메티실린에 내성이 있는 균도 다른 항생제를 이용하면 치료할 수 있었습니다. 그래서 더욱 새롭고 강력한 항생제를 개발하면 그만이라는 생각이 지배적이었죠.

하지만 메티실린 외에도 세 개 이상의 서로 다른 항생제에 내성을 가진 다제내성균(multidrug resistance bacteria)이 속속 등장하자, 세계 보건 의료계는 커다란 충격에 빠졌습니다. 흔히 언론에서 '슈퍼박테리아(super bacteria)'라고 부르는 세균들이 등장한 겁니다. 이들은 항생제 다수에 내성이 있어 일반적인 항생제로는 치료가 어렵습니다. 이들이 내성균이라는 것을 인지하지 못하고 일반적인 항생제만 사용하면 순식간에 감염이 진행되어, 전신의 혈액이 세균에 감염되는 패혈증으로 사망할 수도 있습니다.

슈퍼박테리아는 대체 왜 생겨났을까요? 그 원인 중 하나는 축산업입니다. 의료 분야가 아닌 축산 분야에서 문제가 불거지다니 의외라고 생각할 수 있습니다. 그런데 축산 농가에서는 엄청난 양의 항생제를 사용합니다. 좁은 축사에서 최대한의 효율로 가축을 기르다 보니 위생이 열악해졌고, 축산 농가는 자연스레 항생제에 기대게 되었죠. 결과적으로 축산 농가 주변의 토지와 물에는 항생제 농도가 비정상적으로 높아지게 됐고, 그 환경 변화에 맞춰 항생제 내성균도 늘어나기 시작한 겁니다.

슈퍼박테리아가 생겨난 이상, 인류는 이제 지구 멸망만을 기다려야 하는 걸까요? 그런 걱정은 하지 않아도 될 것 같습니다. 일단 슈퍼박테리아가 퍼질 확률 자체가 그다지 높지 않습니다. 세균 입장에서도 여러 항생제에 대한 내성을 갖고 있다고 해서 무조건 생존에 유리하지는 않거든요. 위기에 대비하겠다며 전신 방탄복과 안전모를 쓰고 다니는 사람이 일상생활을 하기는 불편한 것처럼, 세균도 마찬가지입니다. 세균이 원래 가지고 있던 효소를 항생제에 저항성이 있는 방식으로 바꾸면 항생제를 만났을 때 생존할 가능성이 커지겠지만, 일상생활에서의 효율은 전보다 떨어질 수밖에 없습니다. 이런 세균이 한정된 영양분을 두고 수십, 수백만의 다른 세균들과 경쟁을 벌이면 도태될 가능성도 있어요. 그래서 평상시에도 항생제를 접할 가능성이 큰 병원 내에서나 방호복을 칭칭 두른 슈퍼박테리아가 존재하는 것이지, 병원 밖에서는 그런 균이 잘 관찰되지 않는 겁니다. 다만 불필요하게 항생제를 사용하여 일상에서도 슈퍼박테리아가 번성할 수 있는 조건이 만들어진다면, 인류의 미래를 장담할 수 없을 것 같습니다.

항생제와 항생제 알러지

항생제에 관련된 가장 '핫한' 주제는 항생제 내성균이죠. TV나 신문 기사에서도 항생제 내성균에 대해서 많이들 다루고요. 그런데 위험성에 비해 너무 알려지지 않아서 더 위험한 주제도 있습니다. 바로 '항생제 알러지'입니다. 앞서 항생제는 사람이 아니라 세균에만 해를 끼치는 약이라고 했지만, 어떤 경우에는 사람도 항생제로 인해 해를 입어요. 그것이 항생제 알러지입니다.

독성학의 선구자 파라켈수스 Paracelsus, 1493?~1541가 주장했듯, 세상의 모든 물질은 전부 독성이 있습니다. 그렇다고 이 말이 모든 물질이 다 위험하다는 뜻은 아닙니다. 파라켈수스의 발언은 어떤 물질을 '얼마나' 먹는지가 중요하다는 의미를 담고 있습니다. 청산가리 0.00001mg을 먹는 것과 소금 1kg을 먹는 것 중에는 소금 1kg을 먹는 게 훨씬 더 위험하거든요. 이렇듯 어떤 물질이든 많이 먹으면 독성이 나타납니다. 약도 마찬가지예요. 예컨대 고혈압 약을 정해진 용량 이상으로 과하게 먹으면, 혈압이 급격하게 떨어지는 저혈압 증상이 나타날 수 있습니다. 원래도 혈압을 낮추는 역할을 하는 약인데 이 약효가 너무 과다하게 나타난 거죠. 물론 의사와 약사의 지시대로 용법을 지켜 먹으면 대체로 약은 매우 안전합니다.

그런데 약을 과용하지도 않았는데 피부에 발진이 생기며 위험한 증상이 동반되는 경우가 있습니다. 이런 것이 바로 약물 알러지입니다. 알러지는 항생제를 포함해 다양한 약에 생길 수 있죠. 그중에서도 항생제 알러지는 특히 위험합니다. 긴급한 수술을 할 때 항생제가 직접 혈관으로 투여되는 경우가 많거든요. 항생제를 입으로 먹어서 생기는 알러지는 피부 두드러기 같은 비교적 가벼운 증상으로 나타나지만, 직접 혈관에 투여한 것이라면 말이 달라집니다. 항생제로 인해 전신의 피부가 괴사하는 스티븐스-존슨증후군(stevens-johnson syndrome) 같은 심각한 증상도 생길 수 있거든요. 세균 잡으려다 사람이 죽는 상황이 벌어지는 것이죠.

병원에서도 이런 점을 잘 알고 있습니다. 그래서 항생제를 혈관에 넣기 전에 먼저 피부에 미량을 투여하여 알러지 반응을 검사하지만, 간이 검사라 정확도가 그리 높지 않은 편입니다. 따라서 평소에 항생제를 복용하고 두드러기가 나거나 호흡이 힘들어지는 등의 증상이 나타난 적이 있다면, 항생제 알러지 반응인지 반드시 확인해 보아야 합니다. 약을 처방받은 병원에 알려서 검사해 보고, 해당 약의 성분이 무엇인지 꼭 기록해서 갖고 있어야 하죠. 특히 페니실린 계열이나 세파 계열 항생제에서 과민 반응이 자주 나타나니, 알아 두시면 좋습니다. 본인 혹은 보호자가 반드시 알고 있어야 불필요한 비극을 막을 수 있습니다.

14 | 항바이러스제
Antiviral Agent

    1980년대 초반, 미국에서 매우 특이한 질병들이 관찰되기 시작했습니다. 기존에는 잘 보고되지 않던 희소한 암인 카포시 육종(kaposi's sarcoma)이 여러 사람에게서 동시에 관찰되었거든요. 더 놀라운 점은, 이들 중 적지 않은 수가 특이한 감염성 질환인 크립토콕쿠스증(cryptococcosis)도 동시에 앓고 있었다는 겁니다. 희귀한 병 두 가지가 동시에 관찰된다면, 누구라도 이게 보통 일이 아니라는 것을 깨달을 겁니다.

    미국 질병관리본부는 이 특이한 질병이 유행하는 원인을 밝히기 위해 역학조사에 착수했고, 결과적으로 이들이 모두 면역력이 극도로 떨어진 상태임을 발견하게 되었습니다. 급작스러운 면역력 저하로 인해 희소한 감염성 질환이 발생하는 질병, 바로 에이즈였죠. 최근 들어 코로나바이러스 치료제에 많은 관심이 쏠리고 있지만, 항바이러스제에 대한 약학자들의 관심이 높아진 것은 에이즈 치료제를 연구하면서부터입니다.

오늘도 약을 먹었습니다

은밀하고 소극적인 방식으로 만드는 치명적 결과

    흔히들 에이즈(AIDS, acquired immune deficiency syndrome)라고 부르는 '후천성면역결핍증'은 여타의 감염성 질환과는 다르게, 감염을 일으키는 바이러스 자체가 생명을 위협하지는 않습니다. 예를 들어 다른 성 매개 감염 질환인 임질이나 매독의 경우, 감염을 일으키는 세균이 인체에 직접적인 위해를 가합니다. 매독이 신경세포 쪽으로 침투하면 신경세포를 공격해 정신착란을 일으킬 수 있고, 피부에 임질이 생기면 감염 부위가 괴사하여 사망에 이를 수도 있어요. 그러나 에이즈는 다른 성병과는 달리 직접 유해한 증상을 유발하지는 않습니다. 대신에 겉으로는 절대 알 수 없는 은밀하고 소극적인 방식으로, 훨씬 더 치명적인 결과를 불러오죠.

    인체는 외부의 침입자들을 격퇴하기 위해 면역계를 유지하고 있습니다. 우리 몸을 지키는 경찰들인 면역 세포가 준수하는 가장 기본적인 원칙은 '내가 아니면 모두 잠재적인 적'입니다. 면역 세포들은 인체 내를 순찰하다 무언가를 마주치면 신분을 밝히라고 요청하는데, 이에 응하지 않는 모든 물질을 우리 몸에 유해한 범죄자라고 인식합니다. 이런 방식의 규제는 균이나 바이러스를 모두 잡을 수 있어

안전하긴 하지만, 알러지 질환을 일으키는 등 지나치게 과민 반응을 할 수 있다는 단점도 있습니다.

인체에는 이를 보완해 주는, 검사(檢事) 역할을 맡은 세포가 있습니다. 보조 T 세포(helper T cell)라는 면역 세포인데요. 수상해 보이는 사람을 잡았을 때 기소를 해서 법의 처벌을 받게 할지, 아니면 그냥 풀어 줄지를 결정하는 게 검사의 역할이죠. 우리 몸의 보조 T 세포도 수상한 무언가가 정말 인체에 악영향을 끼치는지 파악하는 방식으로 면역 세포의 활성을 조절합니다. 그런데 만약 이런 중요한 역할을 수행하는 세포만 골라서 죽이는 범죄자가 있다면 어떨까요? 에이즈를 일으키는 인간면역결핍바이러스(HIV, human immunodeficiency virus)는 우리 몸의 검사 역할을 수행하는 보조 T 세포만을 골라서 감염시킵니다. 일단 보조 T세포를 감염시키는 데 성공하면 이 바이러스는 숙주가 된 보조 T 세포 안에서 잔뜩 증식한 뒤, 그 세포를 파괴하고 탈출하여 다시 혈액 중으로 방출됩니다. 그러고는 또 다른 보조 T 세포를 골라서 감염시키고, 같은 일을 반복하죠.

HIV는 이렇게 5~10년 정도를 우리 몸에 숨어서 보조 T 세포만 골라 죽입니다. 그러다 보면 나중에는 면역 세포 활성을 조절하는 기능이 아예 마비돼요. 이 상태가 바로 후천성면역결핍증, 즉 에이즈입니다. 매독이나 임질처럼 직접 다른 세포에 위해를 가하지는 않지만, 우리 몸을 감염시키려는 각종 병원성 미생물들에게 하이패스 통과 차로를 무료로 열어 주는 끔찍한 짓을 해 버리는 거죠. 그 결과 감기 같

오늘도 약을 먹었습니다

은 가벼운 감염 증상도 폐렴으로 악화되고, 곰팡이도 에이즈 환자의 몸에는 맘 놓고 자리를 잡아 감염을 진행합니다. 에이즈에 걸리면 온갖 감염에 극도로 취약한 상태가 되어 버리는 겁니다.

에이즈 치료를 위한 긴 여정

세계 각지에서 에이즈 환자들이 나타나며, 각국의 보건 당국은 커다란 충격에 빠졌습니다. 심각한 면역결핍 상태를 유발하는 질병이 발생했는데 원인조차 찾아내지 못했으니 공포심이 극에 달했죠. 그러다 1983년, 프랑스 파스퇴르 연구소에서 최초로 HIV를 분리해 냈습니다. 적을 찾아냈으니 세계 각국은 막대한 연구비를 투입하여 에이즈 치료제를 개발하고자 노력했습니다. HIV가 어떤 면역 세포들을 공격 대상으로 삼는지, 그리고 그 안에서 어떤 방식으로 증식하는지, 표면에 약물의 표적이 될 만한 특이한 단백질은 있는지 따위가 무척이나 상세하게 연구되기 시작했습니다. 연구가 누적되자 바이러스가 어떤 방식으로 증식하는지가 밝혀졌고, 그 과정에서 핵심적인 역할을 하는 것이 역전사효소(reverse transcriptase)라는 사실도 알려지게 되었습니다.

인간을 포함한 지구상에 존재하는 대부분의 생물체는 DNA를 이용해서 RNA를 만들고, 이 RNA를 단백질 합성 기계라 할 수 있는 리보솜에 넣어서 원하는 단백질을 합성합니다. 여기서 DNA를 RNA로 만드는 과정을 전사(transcription)라고 합니다. 그런데 HIV는 유전정보로 DNA가 아닌 RNA를 가지고 있습니다. 바이러스는 생존을 위해 숙주 세포에 모든 것을 의존해야 하는데, 숙주인 인간 세포에는 DNA를 RNA로 만드는 효소만 있지, RNA를 RNA로 복제하는 효소는 없습니다. HIV 바이러스의 입장에서는, RNA를 DNA로 바꿔야만 증식할 수 있죠. 바로 이 과정을 역전사효소가 하는 겁니다. DNA를 RNA로 바꾸는 '전사'와는 반대의 과정을 맡으므로 이 효소에 '역전사'라는 말이 붙었습니다. 약학자들은 역전사효소를 막는 약을 만드는 데 집중했죠. 그렇게 개발된 최초의 에이즈 치료제가 1987년에 나온 지도 부딘(zidovudine)입니다.

하지만 안타깝게도 이 방법만으로는 에이즈를 치료할 수 없었습니다. HIV는 유전정보를 불안정한 RNA 형태로 가지고 있어 돌연변이가 발생할 가능성이 큽니다. 그럼 금방 내성이 있는 바이러스가 생겨 버리죠. 곧이어 다른 약들이 개발되었습니다. HIV가 자기 유전자를 인간 세포에 집어넣는 과정을 막는 약, 아예 HIV가 가진 모든 효소를 억제하는 방식의 약 등이 만들어졌죠. 하지만 이 역시 내성이 발생했습니다. 그야말로 끝나지 않는 술래잡기가 시작된 겁니다. 이를 해결하기 위해 등장한 방식이 '칵테일 요법'**입니다. 에이즈 치료를 위해 개발된 다양한 항바이러스제를 동시에 같이 투여함으로써,

---

** 에이즈 치료 방법 중 하나로, 단백질 분해 효소 억제제를 포함하는 세 가지 이상의 약물을 병용하여 치료하는 요법이다. 여러 약을 섞어 처방한다는 이유로 편의상 '칵테일'이라 불리지만, 공식 명칭은 고활성 항레트로바이러스 요법(highly active antiretroviral theraphy)이다.

한 가지 치료제에 내성이 생기더라도 다른 치료제에 의해 억제되는 효과를 주는 것이죠. 대규모 인원으로 데뷔하는 아이돌 그룹이 취하는 전략인 '이 중에 네 취향이 하나는 있겠지.' 같은 발상이랄까요?

이런 성과들 덕분에 불치병 취급을 받던 에이즈는 어느새 만성질환으로 바뀌었습니다. 평생 약을 계속 먹어야 한다는 단점이 있기는 하지만, 체내의 바이러스 수치를 거의 '0'으로 유지할 수 있게 되거든요. 약을 복용하면 에이즈의 진행을 막으면서, 타인에게 전파할 가능성도 없앨 수 있죠. 에이즈도 당뇨병이나 고혈압같이 꾸준히 약을 먹으며 관리해 주는 병이 된 겁니다. 물론 슈퍼박테리아처럼 다양한 항바이러스에 모두 내성을 가진 슈퍼 HIV가 등장할 가능성이 없는 것은 아니지만, 현재까지는 약물 요법을 제대로 수행하기만 하면 HIV 변이를 적정 수준에서 막을 수 있습니다. 게다가 이 연구들은 다른 질병 치료제를 개발하는 데도 지대한 영향을 미쳤습니다.

HIV 치료제가 열어젖힌 새로운 세계

전 세계가 에이즈로 커다란 공포에 빠지기 전까지는 바이러스 치료제를 연구할 필요성이 그리 크지 않았습니다. 천연두처럼 악명을 떨치던 몇몇 바이러스에 대한 백신은 이미 개발된 상태였고, 대부분의 사람들은 독감 같은 바이러스에 감염되더라도 자체적으로 회복할 수 있었으니까요. 그런데 에이즈는 달랐습니다. 몸에 잠입해 치명적인 증상을 일으키기까지 10년 가까이 걸리는 만성 바이러스 감염 질환인 데다가, 예방 백신을 만드는 것이 불가능했죠. 에이즈를 극복하기 위해 전 세계 각국은 엄청난 연구를 했고, 이러한 연구들은 다른 바이러스 감염 치료제를 개발하는 디딤돌이 되었습니다. 에이즈의 발견 이전에 고작 6개 정도에 불과했던 항바이러스제는 1980년대 이후 현재까지 20개가 넘게 개발되었으니까요. 대표적인 예가 B형 간염 치료제입니다.

세계 최초로 승인받은 만성 B형 간염 치료제 라미부딘(lamivudine)은 원래 HIV 치료제로 승인받은 후, 뒤늦게 B형 간염 치료제로도 승인을 받은 경우입니다. 비리어드®라는 상품명으로 잘 알려진 B형 간염 치료제 테노포비르(tenofovir)도 마찬가지죠. 이런 관점에서 보면, 기존 연구 결과들을 바탕으로 하여 B형 간염 치료제로 개발된 엔테카비르(entecavir) 성분의 바라크루드® 같은 약도 HIV 치료제에 적지 않은 빚을 지고 있다고 할 수 있습니다. 사실 유럽과 미국에서는 상대적으로 만성 B형 간염 환자가 드물어 B형 간염 치료제를 별도로 개발할 필요성이 적었습니다. HIV를 연구하다가 B형 간염 치료제까지 얻게 된 이런 상황은, B형 간염 환자가 유독 많은 한국인에게 무척 다행스러운 일이죠.

이 외에도 각종 바이러스 질환에 대한 치료제가 1990년대 이후에 꾸준히 개발됐습니다. 가령 수포와 물집이 잡히며 엄청난 통증을 유발하는 '대상포진'을 치료하는 약인 팜시클로비르(famciclovir)는 HIV 치료제가 쏟아지던 시기에 개발되었습니다. 수많은 HIV 치료제를 만든 길리어드(Gilead)라는 회사가 인플루엔자 감염 치료제 타미플루®의 성분인 오셀타미비르(oseltamivir)를 개발하고, 2020년 3월 기준 가장 유력한 코로나바이러스 치료제로 주목받는 렘데시비르(remdesivir)를 개발한 것은 결코 우연이 아닙니다.

그런데 한 가지 이상한 점이 있습니다. 이렇게 수많은 치료제가 나오고 있는데, 왜 에이즈 감염자들은 계속 죽어 가고 있는 걸까요?

국내 에이즈 감염자의 사망 원인 1위는?

우리나라에서 처음 에이즈 감염자가 보고된 것은 1985년의 일입니다. 질병관리본부가 발행한 『2018 HIV/AIDS 신고 현황』을 살펴보면 2018년 기준 국내 에이즈 감염자 수는 1만 2,991명이니, 약 35년 동안 엄청난 수가 증가했죠. 그런데 의외로 많은 분이 모르는 사실이 있습니다. 바로 1985년 최초로 보고된 그 환자분이 아직도 멀쩡히 생존해 있으시다는 점입니다. 이는 다양한 항바이러스 요법의 도움 덕분에 에이즈가 죽음에 이르는 병이 아니라 만성질환으로 바뀌었음을 명징하게 보여 주는 사례입니다. 그런데도 수많은 에이즈 감염자가 죽었습니다. 2018년까지 밝혀진 환자 중 18%가 사망했는데, 그중 45%는 에이즈 진단을 받은 뒤 6개월 이내에 죽었습니다. 이미 증세가 급격히 악화된 상태에서 발견되어 사망에 이르는 이들도 있지만, 다른 가능성도 배제할 수 없습니다. 에이즈 환자의 숨은 사망 원인, 그것은 바로 '자살'입니다.

안타깝게도 국내에는 공신력 있는 HIV 감염자의 자살 통계 데이터가 없습니다. 의학적인 증상으로 사망한 것이 아니라 의료 통계에 잡히지 않고, 경찰 통계에서 자살로 기록되어도 건강 상태가 함께 명시되지는 않죠. 에이즈 환자의 자살은 어디에도 드러나지 않는 숨은 죽음인 셈입니다. 그런데 다양한 연구들을 살펴보면, 이런 현상을 이해할 수 있는 실마리가 보입니다. 해외 연구(Cooperman, 2005)를 통해 밝혀진 바에 의하면, 여성 HIV 감염자 207명 중 26%가 HIV 진단 이후에 자살 시도를 했는데, 그중 42%가 진단 후 한 달 이내에 목숨을 끊으려 한 것이라고 합니다. 2018년 HIV 감염인 단체 '러브포원'에서 시행한 국내 연구에서도 HIV 감염인 남성의 12개월 이내 자살 시도 경험이 일반인 남성의 39배에 이른다는 것이 밝혀진 바 있죠. 또한 에이즈 생존자들을 대상으로 한 연구에서도 전체 감염자의 18.5%가 자살 고위험군이며, 감염 이후 자살 시도를 한 번이라도 해 본 비율이 27.4%에 달했다는 결과가 나왔습니다. 국내 에이즈 환자의 비정상적으로 높은 조기 사망률은 '자살'이라는 요인을 빼고 설명하기가 힘들죠.

이들이 안타까운 선택을 하는 이유에는 여러 가지가 있겠지만, 한국 사회의 에이즈에 대한 오해와 편견이 큰 영향을 미칩니다. 하지만 정상적으로 항바이러스제를 복용하는 환자라면 일상생활은 물론이고 성관계 시에도 감염 위험은 없다고 봐도 무방합니다. 관리만 잘하면 충분히 건강 상태를 유지할 수 있거든요. 에이즈 환자가 스스로

생을 마감할 이유도 없고, 사람들이 에이즈 환자라고 무조건 피하고 볼 이유도 없습니다.

영화 〈보헤미안 랩소디〉(2018, 브라이언 싱어 감독)의 인기에 힘입어, 프레디 머큐리의 목숨을 앗아 간 에이즈에 관한 관심이 높아졌던 것을 기억합니다. 에이즈 치료제가 몇 년만 더 일찍 나왔더라면 프레디 머큐리의 라이브를 더 오래 들을 수 있었을 거라고 한탄하는 사람들도 있었죠. 그런데 지금 한국에 사는 많은 프레디 머큐리들은 약이 있음에도 죽어 가고 있습니다. 이들은 에이즈 때문에 사망한 걸까요? 아니면 우리 사회의 낮은 관용도 때문에 사망한 걸까요?

항바이러스제

남아프리카공화국이 에이즈 공화국이 된 이유

미국에서 후천성면역결핍증이 처음 발견됐을 때는 AIDS라는 명칭이 아니라 GRID라는 명칭이 사용됐습니다. 주로 남성 동성애자 집단에서 발견되어 게이-연관 면역결핍(GRID, gay-related immune deficiency)이라고 불린 겁니다. 초기에는 원인 바이러스가 제대로 규명되지 않다 보니 '동성애라는 죄악의 대가'라는 식의 황당한 주장이 나오기도 했지만, HIV라는 바이러스로 인해 누구나 걸릴 수 있는 질환이란 사실이 밝혀지며 논란이 종결됐죠. 그런데 어떤 나라는 이 명확한 사실을 믿지 않았습니다.

아프리카 대륙 남단에 위치한 남아프리카공화국은 세계에서 에이즈 환자가 가장 많은 곳입니다. UN 에이즈 합동 계획에 따르면 2018년 기준 전체 HIV 감염자 수 770만 명, 15~49세 성인 중 20.4%가 HIV 보균자라는 충격적인 수치가 나오는 명실상부한 에이즈 공화국이죠. 2018년 한 해에만 24만 명의 '공식적인' 신규 환자가 등록되었으니, 비공식적으로는 얼마나 많은 수의 국민이 HIV에 감염됐는지는 아무도 알 수가 없습니다. 그런데 남아프리카공화국이 원래부터 이렇지는 않았습니다.

남아프리카공화국에서는 극심한 흑인 인종차별 정책인 아파르트 헤이트(apartheid)가 1948년부터 시행되었는데요. 이 정책에 따라 피지배 계층인 흑인은 지배 계층인 백인에 의해 심하게 억압당했습니다. 흑인은 버스나 레스토랑, 심지어는 길거리에서도 백인과 같은 공간에 있을 수 없었죠. 이런 상황을 해결하고자 전설적인 인권 운동가 넬슨 만델라Nelson Mandela, 1918~2013는 수십 년간 투쟁을 벌였고, 아파르트헤이트도 철폐됩니다. 그런데 만델라의 후임이 문제였습니다.

제2대 대통령 타보 음베키 Thabo Mbeki, 1942~ 는 훌륭한 인권 운동가였을지는 모르나, 대통령으로서는 최악의 결정을 내립니다. 이미 에이즈 치료제가 많이 개발된 1999년에 그의 임기가 시작되었음에도 불구하고, 타보 음베키는 에이즈가 HIV에 의해 발생한다는 사실을 믿지 않았습니다. 심지어 그가 임명한 보건복지부 장관은 에이즈를 마늘과 아프리카 감자로 치료할 수 있다는 민간의학 신봉자였죠. 결국, 남아프리카공화국 정부는 에이즈 치료제가 서방세계의 음모라며 약을 금지하기에 이릅니다.

결과적으로 남아프리카공화국은 세계 최악의 에이즈 감염률을 자랑하는 국가가 됐습니다. 당시 다른 아프리카 지역 국가들에서도 에이즈가 들불처럼 번지긴 했지만, 경제력과 행정력을 갖춘 남아프리카공화국 정도라면 에이즈를 충분히 막을 수 있었습니다. 사이비 의학 정보와 음모론에 의존한 대통령 한 명이 이 모든 것을 망쳐 버린 것입니다. 과학적인 질병 관리의 필요성을 보여 주는 대표적인 사례라고 할 수 있습니다.

15 | 항암제
Anti-neoplastic

　　암은 오늘날 인류를 위협하는 가장 무서운 질병 중 하나예요. 수십 년 동안 우리나라 사망 원인의 1위 자리를 굳건히 지켜 왔죠. 2018년 사망한 한국인 숫자는 약 30만 명인데, 그중 암으로 사망한 사람만 약 8만 명입니다. 전체 사망자의 26.5%가 암 때문에 죽은 겁니다.

　　다행히 지금은 예전에 비하면 좋은 암 치료제들이 많이 나와서, 초기에만 발견하면 완치되는 비율이 비약적으로 높아졌습니다. 하지만 주변 기관에까지 암이 전이된 상태에서 뒤늦게 발견하면 치료가 쉽지 않은 것이 현실이죠.

　　말만 들어도 공포스러운 암, 우리는 고민해 보지 않을 수 없습니다. 암은 대체 왜 생기고, 어떤 요인에 의해 발생할 확률이 높아지는 걸까요? 그리고 어떤 약으로 치료해야 할까요?

오늘도 약을 먹었습니다

평생 주사위를 굴리는 세포

'부루마불'이라는 보드게임이 있습니다. 주사위 두 개를 굴려 말을 움직이며, 최대한 많은 부동산을 모아 제일 큰 부를 얻는 사람이 이기는 (매우 한국적인) 게임입니다. 그런데 이 게임에는 무인도라는 특이한 시스템이 있습니다. 주사위를 굴리다 말이 지도의 귀퉁이 중 하나인 무인도에 들어가면, 세 턴을 강제로 쉬어야 하죠. 지도에 있는 칸의 개수로 계산하면 1/40 정도의 낮은 확률이지만, 게임을 오래 하면 할수록 무인도에 들어갈 가능성은 커집니다. 1/40의 확률이라는 건 대략 40바퀴를 돌면 1번 정도는 무인도에 들어갈 수도 있음을 말하니까요. 왜 갑자기 보드게임 이야기냐고요? 확률은 많이 다르지만, 암이 걸리는 방식을 부루마불 게임에 빗대어 설명해 볼 수 있습니다.

먼저 암에 왜 걸리는지부터 설명하겠습니다. 우리 몸에 있는 세포들은 대략 30조 개인데요. 신경세포와 같이 특이한 일부 세포를 제외하면 이 많은 수의 세포들은 주기적으로 교체됩니다. 예를 들어 적혈구는 대략 3개월 정도를, 피부 세포는 1개월을, 소화기관 표면을 이루는 세포는 고작 일주일 정도를 살고 사라집니다. 그리고 그 자리는 세포분열을 통해 탄생한 새로운 세포가 차지하게 됩니다. 이를 가장 쉽게 관찰할 수 있는 곳이 피부죠. 보통 '때'라고 불리는 피부 표면의 노폐물은 죽어서 교체된 피부 세포들이거든요. 세포 교체를 통해 생명을 유지할 수 있다는 건 무척 감사한 일이지만, 우려해야 할 점이 하나 있습니다. 세포분열 과정의 핵심은 DNA 복제인데, 그 과정에서 무척 낮은 확률이지만 돌연변이가 발생할 수 있거든요.

보통은 돌연변이가 발생해도 큰 문제가 되지 않습니다. 세포 내에는 DNA 복제 과정에서 문제가 생기면 이를 인지해 수선하는 기능이 갖춰져 있습니다. 혹여나 잘못된 DNA가 수선되지 못했더라도 괜찮습니다. 이런 상황에 대비할 수 있도록 세포 내에는 자폭장치가 마련되어 있어서, 스스로 대처할 수 있거든요. 이마저도 고장 나면 우리 몸의 면역 세포가 이상이 발생한 세포를 인식해서 제거해 버립니다. 정말 여러 단계로 철저하게 오류를 막고 있다고 할 수 있죠. 그렇지만 세포분열 과정을 부루마불 게임에 비유하여 생각해 봅시다. 부루마불을 70년 동안 플레이하면 과연 무인도에 몇 번 정도 가게 될까요? 30조 명의 플레이어가 각자 고유의 부루마불을 플레이하면, 무인도에 가는 횟수는 총 몇 번일까요? 암세포는 시간과 숫자의 확률에 밀려 발생합니다. 확률이 만드는 불행의 부루마불인 거죠.

암은 다른 방식으로도 찾아온다

시간과 숫자의 확률 말고도 암을 일으킬 수 있는 요인이 몇 가지 더 있습니다. 암 발생과 가장 직접적인 연관이 있는 요인 중 하나는 바로 바이러스 감염입니다. 간암은 한국인에게 많이 발생하는 암 중 다섯 손가락 안에 꼽힙니다. 한국 특유의 음주 문화도 영향을 미치긴 하겠지만, 만성 B형 간염 바이러스가 간암의 가장 큰 원인이죠. B형 간염 바이러스는 말랑말랑한 간을 조금씩 딱딱하게 섬유화시키기 시작해 간 경화를 일으키고, 나중에는 간암으로 발전하는 데 지대한 공헌을 합니다. B형 간염을 앓는 사람과 그렇지 않은 사람을 놓고 보면, 약 3배 가까이 간암 발생률이 차이가 납니다. 이와 비슷한 것이 자궁경부암입니다. 자궁경부암은 HPV라는 바이러스 때문에 생기니, 미리 HPV 백신을 맞는 편이 좋습니다.

암 발생에 영향을 미치는 요인이 하나 더 있습니다. 일상에서 접하는 수많은 발암물질(carcinogen)입니다. 대표적인 발암물질로는 술과 담배를 꼽을 수 있죠. 주의할 점은 발암물질에 노출된다고 해서 무조건 암에 걸리는 것은 아니라는 겁니다. 모바일 부루마불에서 특수 아이템을 쓰면 좋은 주사위 눈이 나올 확률이 높아지듯, 발암물질은 암에 걸릴 확률을 높여 주는 역할을 합니다. 살아가는 시간과 전체 세포 숫자를 놓고 봤을 때, 암에 걸릴 확률이 약간만 증가해도 암에 걸릴 위험은 크게 증가할 수 있죠. 따라서 발암물질은 피할 수 있으면 최대한 피하는 것이 좋습니다.

술과 담배 외에도 암 발생을 높이는 물질들은 많습니다. 세계보건기구(WHO) 산하에 있는 국제암연구기관(IARC)은 발암물질을 구분해서 발표하는 가장 공신력 있는 기관 중 하나인데, 이곳의 연구를 참고해 볼 만합니다. 생각지 못했던 것들이 발암물질로 분류되거든요. 이 기관에 따르면 폐암 발생을 높이는 흡연이나 간암의 발생에 유의미한 영향을 주는 음주 같은 것은 물론, 피부암을 유발할 수 있는 자외선도 발암물질로 분류됩니다. 심지어는 '매우 뜨거운 음료'도 후두암 유발에 영향을 미쳐서 발암물질로 분류되죠. 자, 이제 암이 생기는 이유를 알았으니 치료를 시작할 때입니다.

초기 항암제의 작동 원리

보통 항생제와 항진균제, 항바이러스제는 인간에게는 없지만 세균이나 바이러스, 혹은 진균에만 있는 특이한 세포 소기관을 공격하는 방식으로 작용합니다. 그래야 인간이 최대한 타격을 받지 않으면서 외부의 침입자를 격퇴할 수 있죠. 문제는 암세포가 특이하게 행동하는 '인간 세포'라는 점입니다. 암세포는 여느 인체 세포와 똑같은 유전자로, 똑같은 물질을 이용해서 만들어졌으며, 똑같은 구조로 이루어져 있습니다. 어쩌다 불운한 운명을 맞아 암세포가 된 것뿐이니, 다른 침입자를 죽일 때처럼 쉽게 없앨 수는 없죠. 이 문제를 해결하기 위해 수많은 사람들이 막대한 시간과 비용을 들여 연구했고, 그 결과 일반적인 세포와는 다른 암세포들의 특징을 몇 가지 알아낼 수 있었습니다. 덕분에 치료제 개발에 이용할 수 있는 단서들이 생겼죠.

첫 번째 특징은 암세포가 유독 세포분열을 엄청나게 많이 한다는 점입니다. 일반적인 세포들은 노화되어 죽는 경우나, 주변의 세포가 사라져 그 자리를 새로 채워야 하는 경우가 아니면 세포분열을 진행하지 않습니다. 그런데 암세포는 이런 기준을 지키지 않고 제멋대로 마구 성장합니다. 암이 생긴 조직에는 수많은 암세포가 증식해서 부풀어 오르고, 나중에는 혈관이나 림프관을 타고 주변 조직에까지 전이되죠. 이런 성질 때문에 두 번째 특징이 나타나는데, 세포분열을 너무 많이 하는 탓에 암세포들은 영양분과 산소를 엄청나게 많이 요구합니다. 자기 주위에 멋대로 혈관을 새로 만들어 내서 영양분을 가져오죠. 그래서 가장 먼저 개발된 항암제들은 '빠르게 분열하는 세포'를 죽이는 방향으로 작용합니다.

세포가 활발히 분열될 때는 DNA 복제 역시 활발히 일어납니다. 이 과정에 개입해 세포를 죽이는 방식의 약으로 DNA를 망가트리는 알킬화제(alkylating agent)가 있습니다. 이런 종류의 예로는 '백금 복합체'라는 항암제들이 있습니다. 금속의 일종인 백금이 들어 있는 약인데, 다른 물질과 반응성이 높아 암세포의 DNA를 파괴하는 데 유용하죠. 특히 여성 생식기관에서 발생하는 암에 특히 효과가 좋아 요즘도 많이 사용되고 있습니다.

이와는 다른 방식으로 세포분열 과정에 개입해 암세포를 죽이는 약도 있습니다. 어떤 항암제는 세포가 분열할 때 중요한 역할을 하는 '세포 내 골격'을 억제하고, 어떤 항암제는 아예 세포분열 시에 필요한 물질을 고갈시키기도 합니다. 가령 메토트렉세이트(methotrexate)라는 항암제는 세포가 물질대사를 하기 위해서 꼭 필요한 엽산(folic

217

항암제

acid)의 합성을 억제합니다. 이를 억제하면 세포가 제대로 자라지 못하기에 결과적으로 세포분열 과정을 억제하게 되는 것이죠. 그러면 암세포들이 제대로 증식하지 못하니, 암이 치료되는 원리입니다.

문제는 이게 '빠르게 분열하는 세포'를 죽이는 방식이라서, 암세포가 아니지만 빠르게 분열하는 다른 세포들도 덩달아 피해를 본다는 점입니다. 대표적인 것이 머리카락이 자라나는 모낭의 털망울입니다. 성장기 동안은 매일 세포분열을 하니, 이런 유형의 세포들은 항암제 공격을 받아 죽어 버립니다. 이것이 바로 항암 치료를 받는 환자들에게서 탈모가 발생하는 이유죠. 비슷하게 활발한 분열을 보이는 인체 기관이 냄새를 인지하는 코의 후각 상피세포이고, 구강 및 위장관 표면에 있는 세포들 역시 빠른 분열을 하는지라 항암제의 피해를 봅니다. 후각이 사라지니 음식 맛도 떨어지고, 입부터 항문까지 소화관의 표면이 너덜너덜해져 식사하기도 어렵죠. 게다가 면역 세포를 만드는 골수가 억제되니 면역력이 떨어지고, 젊은 환자의 경우 정자나 난자도 피해를 입어 난임이나 불임이 될 수도 있습니다.

부작용을 줄여라! 표적 항암제의 등장

앞에서 소개한 약들은 '1세대 항암제'라고 불립니다. 암을 치료하는 약효는 충분히 볼 수 있지만, 빠르게 분열하는 정상 세포와 암세포 모두에 작용하는 방식이 문제였습니다. 상대적으로 건강 상태가 좋은 사람들도 부작용에 따른 부담이 컸으니까요. 약학자들은 암세포에만 더욱 선택적으로 작용하는 약을 개발하던 중에 하나의 돌파구를 찾아냈습니다. 모든 암세포에 적용할 수 있는 것은 아니지만, 일부 암세포에서는 정상 세포와 구별되는 특이한 표적들이 발견됐거든요. 이를 이용해서 개발된 약이 표적 항암 치료(targeted therapy)에 사용되는 '표적 항암제'입니다. 표적 항암제는 크게 세 가지 종류로 구분할 수 있습니다. 암세포에 특이적인 효소를 막는 약, 암세포에 특이적인 수용체를 막는 약, 암세포에 유해 물질을 배송하는 약입니다.

암세포 중에는 특이한 효소를 발현하는 것들이 있습니다. 골수에 암이 생기는 백혈병 중 일부는 유전적 원인 때문에 발생하는데, 이런 백혈병에서는 정상적인 효소인 '티로신인산화효소(tyrosine kinase)'가 아닌 변형된 티로신인산화효소가 발현됩니다. 이 효소만을 선택적으로 억제하는 약은 다른 세포에 피해가 없으므로, 부작용 위험 없이 백혈병 치료가 가능하죠. 글리벡®이라는 상품명으로 유명한 이매티닙(imatinib) 성분이 이런 방식으로 백혈병을 치료합니다. 하지만 모든 백혈병에 변형된 효소가 나타나는 것은 아닙니다. 약을 사용하기 전에 환자의 유전자를 확인해서 이 약이 효과를 볼 수 있는지 확인하는 과정이 필수적이죠.

다음으로는 암세포에 특이적인 수용체를 막는 약이 있습니다. 암세포는 세포분열을 무척 빠르게 하는 세포라고 말씀드렸죠. 그렇기 때문에 정상적인 세포보다 세포분열 신호를 받는 수용체가 훨씬 많은 경우가 있습니다. 예를 들어, 암은 인체의 내장이나 피부의 표면을 둘러싼 상피조직에서 자주 발생하는데요. 이곳에서 암세포는 표피생장인자라는 신호를 받아 세포분열을 합니다. 이때 표피생장인자수용체(EGFR)를 막아 버리면 암세포가 세포분열 신호를 받지 못하게 됩니다. 세포분열 신호를 받지 못하니 암세포의 증식이 멈추는 것이죠. 일부 유형의 폐암 치료에 사용되는 이레사® 같은 약이 여기에 해당합니다.

마지막으로 암세포에 발현되는 특수한 단백질에 들러붙는 항체를 이용한 약이 있습니다. 항체는 짝이 맞는 항원에만 결합하는 유도미사일 같은 기능을 수행합니다. 항체 뒤에 암세포를 죽일 수 있는 강력한 독성 물질을 연결하면, 항체 덕분에 독성 물질이 암세포로 정확하게 배송되어서 암세포에만 선택적으로 피해를 줄 수 있습니다. 이렇게 만든 약을 '항체-약물 결합체(ADC, antibody-drug conjugate)'라 부릅니다. 아직은 개발 초기 단계라 그리 많이 사용되진 않고 있죠.

내 몸의 면역 세포로 암을 잡는 법

2세대 항암제인 표적 항암제는 1세대 항암제보다 부작용이 적고 효과가 뛰어나지만, 모든 암에 보편적으로 사용할 수 없다는 단점이 있습니다. 새로운 약을 찾는 작업이 지지부진하던 상황에서, 어떤 사람들은 조금 다른 생각을 떠올렸습니다. 이상이 생긴 다른 세포들은 면역 세포들이 알아서 처리를 해 주는데, 유독 암세포는 왜 자체적으로 처리되지 않는지를 고민하기 시작한 겁니다. 연구해 보니, 암세포가 면역 세포에 의해 처리되지 않는 데에는 이유가 있었습니다. 암세포들은 다양한 방식으로 면역 세포의 공격을 벗어나는 면역 회피(immune escape)를 일으킬 수 있거든요.

우리 몸에는 림프구라는 면역 세포들이 있습니다. 림프구는 항체를 만들어 외부의 적을 공격하죠. 정확하게는 림프구의 일종인 B세포가 그런 역할을 담당합니다. 역시 림프구의 일종인 T세포는 B세포와 달리 직접 세포를 공격하는 방식으로 작용하는 '공격수 면역 세포'라고 할 수 있습니다. 따라서 암세포 역시 T세포의 공격 대상이 되는데, 불행히도 암세포는 T세포의 공격을 회피하는 방법을 찾았습니다.

활동하는 T세포의 표면에는 PD-1이라는 정지 신호 수용체가 있습니다. T세포가 인체를 공격하지 않도록 방어하는 장치인데요. 암세포는 이를 악용해서 본인 표면에 PD-1과 반응하는 물질을 잔뜩 만들어 둡니다. T세포가 암세포를 공격하려고 할 때마다 정지 스위치가 켜지니, 암세포가 계속 자랄 수 있는 겁니다. 이런 암세포의 면역 회피 작용을 막는 방식의 약이 3세대 항암제라 불리는 '면역 항암제'입니다. 현재까지 개발된 가장 효과 좋은 면역 항암제는 T세포의 정지 신호 수용체인 PD-1을 막아 버리는 방식의 약입니다. 옵디보®나 키트루다® 같은 면역 항암제가 여기 속하죠. 암세포 표면에 있는 PD-1 반응 물질을 막는 방식으로 작용하는 약도 개발되었지만, 국내에서는 T세포의 PD-1을 막는 방식이 더 많이 쓰이고 있습니다.

물론 면역 항암제 역시 만능은 아닙니다. 애초에 면역 세포의 숫자

자체가 부족한 사람은 면역 세포의 활성을 강화한다고 해도 효과를 보기 힘듭니다. 또한 암세포가 면역을 회피하는 방법에는 앞서 설명했던 것들 외에도 많아서, 현재 암세포의 면역 회피를 완전히 막기는 불가능합니다. 아직 면역 항암제의 역사가 그리 오래되지 않아서 치료 경과에 대한 연구도 부족하고, 심지어 어떤 경우는 면역 항암제를 써서 암이 더욱 빨리 성장했다는 부작용도 보고된 바 있습니다. 그래도 아직까지는 면역 항암제들이 가장 기대를 받고 있습니다. 현재 가장 무서운 병으로 꼽히는 만큼 연구는 계속될 테니, '암 완치'에 파란불이 켜지는 그날을 기대해 봅니다.

암 환자에게 '완전 채식'이 좋을까?

암 진단을 받은 환자들은 두려운 것이 많습니다. 질병 명칭이야 워낙 많이 알려져 있지만, 본인이나 가까운 주변인이 앓는 게 아니라면 굳이 병에 대한 정보들을 찾아보지는 않거든요. 그러다 암 진단을 받으면 나에게 왜 이런 병이 생겼는지 절망스럽고, 혹시 암에 걸릴 법한 행동을 했는지 과거의 삶을 돌아보기 시작합니다. 앞서 이야기했지만, 암은 확률적으로 발생하는 질병일 뿐입니다. 아주 이례적인 경우가 아니라면 생활 습관이 직접적인 발병 요인은 아니죠.

그렇지만 많은 암 환자와 가족들은 생활 습관에서 원인을 찾고, 기존에 먹던 일상적인 식단이 아닌 건강식으로의 교체를 검토하는 경우가 많습니다. 문제는 '건강식'이라고 알려진 것 중에서 암 환자에게 해를 끼칠 수 있는 식단이 생각보다 많다는 점입니다. 일반적으로 병원에서는 평소보다 약간 소식하되, 채소와 고기를 고루고루 먹으며 지나치게 자극적으로 간을 하거나 양념한 것을 피하라고 권합니다. 그런데 환자 입장에서 이런 식단을 지키는 것으로는 불안이 가시지 않습니다.

가장 대표적인 잘못된 건강식은 '완전 채식'입니다. 1990년대 초반 유명 건강 강사가 '고기를 먹으면 몸에 안 좋다'는 황당한 주장을 열심히 편 탓에, 고령층 중에는 고기를 섭취하는 것이 건강에 좋지 않다고 생각하는 분들이 꽤 많습니다. 그런데 암 환자에게 적절한 단백질 섭취는 굉장히 중요합니다. 인체의 자연적인 면역 기능에 관여하는 다양한 물질들이 단백질에서 유래한 것이고, 항암 치료를 통해 몸에 체력적인 부담이 커지는 상황에선 단백질이 많이 필요하거든요.

이렇게 극단적인 방향으로 식단을 바꾸지 않더라도, 다양한 건강 보조 식품을 고려하는 분들은 많습니다. 녹즙은 (어떤 채소가 들어가느냐에 따라 성분이 매우 다를 수 있어 조심스럽긴 하지만) 항암 치료를 받으며 먹을 시에는 항암제와 나쁜 상호작용을 일으킬 위험이 있습니다. 그리고 효소액은 먹어서는 안 됩니다. 암세포는 빠르게 분열하며 다른 세포에 비해 포도당을 엄청나게 섭취하는 성질이 있습니다. 설탕에 다양한 과실을 절여 만드는 효소액은 암세포에 당 공급을 도와주는 매우 부적절한 결과를 불러올 수 있죠. 암세포한테만 좋은 일을 해 주는 겁니다.

2018년 12월에 발표된 '국가암등록통계'(보건복지부)에 따르면, 암 발생 이후 5년 동안 생존한 비율은 70.6%를 넘었다고 합니다. 5년 이내에 암이 재발하지 않는 것을 기준으로 소위 '완치' 판정을 받으니, 드라마나 영화에서 다루듯이 암에 걸렸다고 무조건 삶이 끝나는 것은 아닙니다. 병원에서 추천하는 저염, 저자극 상태의 영양 균형이 잡힌 식단이면 충분하지, 그 이상으로 식단을 바꿀 필요는 없습니다. 굳이 건강식품을 복용하고 싶다면, 꼭 의사나 약사와 사전에 상담하시기 바랍니다.

오늘도 약을 먹었습니다

새로운 약을 먹을 당신을 위해

약의 시대는 계속된다

1899년, 미국 특허청장이던 찰스 듀웰Charles Duell, 1850~1920은 '이미 발명될 만한 것은 모두 발명되었다'는 과감한 주장을 내놨습니다. 하지만 오늘날 우리는 이 주장이 틀렸다는 사실을 알고 있습니다. 끊임없이 새로운 발명품이 등장하는 시대니까요. 의학·약학 분야에서도 마찬가지입니다. 2020년 기준으로 WHO에 등재된 의약품 성분 수는 5,035개입니다. 엄청난 숫자의 약이 있는 것 같지만, 신약은 계속해서 등장할 겁니다. 특히나 최근 주목받는 '바이오 의약품'을 고려하면 더더욱 그렇습니다.

알러지 치료제 듀피젠트®나 면역 항암제 정도를 제외하면, 책을 통해 소개한 약들은 모두 비교적 단순한 구조의 합성 의약품입니다. 이런 의약품은 대량생산이 쉽고 값이 싸다는 장점이 있지만, 한 가지 단점이 있습니다. 원하는 표적을 찾아가는 능력이 떨어진다는 거죠. 그러나 바이오 공정을 통해 제조된 바이오 의약품은 다릅니다. 기존에는 항체와 같은 생체 물질을 합성하는 기술이 없었지만, 지금은 이것이 가능할 수도 있는 기술을 갖췄거든요. 기술적인 측면에서 전혀 새로운 방식의 의약품이 개발될 길이 열린 겁니다.

앞으로 신약 개발이 계속될 가능성이 높은 이유가 하나 더 있습니다. 최근 들어 질병의 '원인'에 대한 연구가 활발히 진행되고 있다는 건데요. 가령 치매를 유발하는 뇌 질환인 알츠하이머(alzheimer)의 경우, 아직도 제대로 된 원인이 규명되지 않은 상태입니다. 이에 치매의 원인을 짚는 새로운 가설들이 꾸준히 나오고 있죠. 어떤 것들이 있을까요?

새로운 약도 작용 원리는 같다

알츠하이머성 치매에 대한 전통적인 이론은 베타 아밀로이드(β-amyloid)라는 잘못 만들어진 단백질이 뇌 내에 축적되기 때문이라는 것입니다. 학자들은 베타 아밀로이드가 뇌 내에 축적되어 결국은 신경세포를 파괴한다고 주장했습니다. 또한 이를 억제하면 치매가 발생하지 않을 가능성이 있다고 했죠. 그럼 약을 사용해 이 단백질의 발생을 막으면 되겠죠. 베타 아밀로이드의 생성 속도보다 분해 속도를 더 빠르게 하는 것도 한 가지 방법일 테고요.

그런데 최근 일부 과학자들은 알츠하이머성 치매가 '세균' 때문이라는 주장을 폈습니다. 구강 내에서 충치를 일으키는 포르피로모너스 진지발리스(*Porphyromonas gingivalis*)라는 세균이 치매 환자의 뇌에서도 발견된다는 건데요. 쥐에게 해당 세균을 감염시키고 치료하는 실험을 했을 때 치매가 더뎌지는 효과가 나타났다고 합니다. 만약 이 가설이 맞다면, 이들에게 특화된 항생제를 복용해서 치매를 예방할 수도 있을 겁니다. 혹은 구강 내 공생 세균의 균형을 맞추는 것이 방법일 수도 있죠. 어떤 방향으로든 치매의 원인을 알게 되면, 약을 만들기도 수월할 겁니다.

여기서 우리는 한 가지 사실을 깨닫게 됩니다. 병의 원인은 각기 다를지라도 치료하는 방식은 비슷하다는 겁니다. 항생제를 이용한다든지, 공생 세균의 균형을 맞춘다든지, 어떤 물질의 생성 속도보다 분해 속도를 더 빠르게 한다든지 하는 방법들이 모두 그렇습니다. 몇 가지 예를 더 들어 볼까요? 새로운 질병이 성호르몬에 의한 것이라면 피임약 개발 과정에서 누적된 연구 성과와 대응 방법을 활용해서 신약 개발에 응용할 수 있습니다. 코로나와 같이 변종 바이러스 감염이 발생하면, 백신과 바이러스 치료제에 쓰인 접근법들이 그대로 응용되어 새로운 치료제 개발에 이용될 테고요. 약의 작용 원리는 본질적으로 그리 달라지지 않았으니 말입니다. 그래서 이 책에 소개된 약들이 중요합니다. 백 년이 넘는 현대 약학의 정수가 그대로 녹아든 약들이니까요.

사이비 의약품을 피하는 의문의 힘

신약 개발이 너무 먼 이야기로 들린다면, 우리 가까이에 있는 사이비 의약품에 대해 생각해 봅시다. 말뼈 가루가 관절에 좋다는데 먹어도 될까요? 무턱대고 말뼈 가루를 먹기 전에, 이 책을 읽은 독자라면 이렇게 질문을 던져 볼 법합니다. 말뼈 가루에 뼈를 만드는 세포인 '조골세포'를 촉진하거나, 뼈를 부수는 세포인 '파골세포'를 억제하는 효과가 있을까요? 저런 효과를 낼 수 없다면 관절염에 도움이 되지 않음을 우리는 이미 알고 있습니다. 답을 내리지는 못하더라도, 적어도 이렇게 질문할 수 있는 능력은 갖추게 된 겁니다.

아토피가 심한 아이에게 프로폴리스를 먹이면 좋을까요? 이제 이 질문도 다르게 바꿔 볼 수 있습니다. 프로폴리스가 과도하게 민감한 면역계를 억제해 주는 효과가 있을까요? 혹은 면역력이 강화되면 면역계가 더 극성을 부려 아이의 아토피가 더 심해지지는 않을까요? 한결 똑똑한 질문을 던져 볼 수 있습니다. (참고로 프로폴리스는 항균·항바이러스 작용이 있어서, 가벼운 목 통증이나 감기 등을 치료하는 데 도움을 줄 수 있음을 밝힙니다.)

어느 가톨릭 사제가 던졌던 '면죄부'에 대한 질문이 종교개혁을 일으켰듯, 의문은 변화를 만듭니다. 약을 밥보다 더 잘 챙겨 먹는 일상에서, 이 책을 읽은 뒤에 새로운 의문들이 더 많이 생겨났기를 바랍니다. 그 의문이 우리를 더욱 건강하게 만들 것이라 확신합니다. 의문은 우리의 생각보다 훨씬 힘이 세거든요.

PART I

이 약 먹어도 될까?
고민하는 이들을 위한 약 가이드

01_프로바이오틱스

1. Kalliomäki, Marko, et al. "Probiotics in primary prevention of atopic disease: a randomised placebo-controlled trial." The Lancet 357.9262 (2001): 1076-1079.

2. Ouwehand, Arthur C., Seppo Salminen, and Erika Isolauri. "Probiotics: an overview of beneficial effects." Lactic Acid Bacteria: Genetics, Metabolism and Applications. Springer, Dordrecht (2002): 279-289.

3. Guarner, Francisco, and Juan-R. Malagelada. "Gut flora in health and disease." The Lancet 361.9356 (2003): 512-519.

4. Boyle, Robert J., Roy M. Robins-Browne, and Mimi LK Tang. "Probiotic use in clinical practice: what are the risks?." The American Journal of Clinical Nutrition 83.6 (2006): 1256-1264.

5. Turnbaugh, Peter J., et al. "An obesity-associated gut microbiome with increased capacity for energy harvest." Nature 444.7122 (2006): 1027.

6. Kalliomäki, Marko, et al. "Early differences in fecal microbiota composition in children may predict overweight." The American Journal of Clinical Nutrition 87.3 (2008): 534-538.

7. Kadooka, Y., et al. "Regulation of abdominal adiposity by probiotics (Lactobacillus gasseri SBT2055) in adults with obese tendencies in a randomized controlled trial." European Journal of Clinical Nutrition 64.6 (2010): 636-643.

8. Sekirov, Inna, et al. "Gut microbiota in health and disease." Physiological Reviews 90.3 (2010): 859-904.

9. Delzenne, Nathalie M., et al. "Targeting gut microbiota in obesity: effects of prebiotics and probiotics." Nature Reviews Endocrinology 7.11 (2011): 639.

10. Lyte, Mark. "Probiotics function mechanistically as delivery vehicles for neuroactive compounds: microbial endocrinology in the design and use of probiotics." Bioessays 33.8 (2011): 574-581.

11. Gomes, Aline Corado, et al. "Gut microbiota, probiotics and diabetes." Nutrition Journal 13.1 (2014): 60.

12. Hartstra, Annick V., et al. "Insights into the role of the microbiome in obesity and type 2 diabetes." Diabetes Care 38.1 (2015): 159-165.

13. Cuello-Garcia, Carlos A., et al. "Probiotics for the prevention of allergy: A systematic review and meta-analysis of randomized controlled trials." Journal of Allergy and Clinical Immunology 136.4 (2015): 952-961.

14. Sun, Jing, and Nicholas Buys. "Effects of probiotics consumption on lowering lipids and CVD risk factors: a systematic review and meta-analysis of randomized controlled trials." Annals of Medicine 47.6 (2015): 430-440.

15. Güvenç, Işil Adadan, et al. "Do probiotics have a role in the treatment of allergic rhinitis? A comprehensive systematic review and Metaanalysis." American Journal of Rhinology & Allergy 30.5 (2016): e157-e175.

16. Seminario-Amez, Maria, et al. "Probiotics and oral health: A systematic review." Medicina Oral, Patologia Oral y Cirugia Bucal 22.3 (2017): e282.

17. Wilkins, Thad, and Jacqueline Sequoia. "Probiotics for gastrointestinal conditions: a summary of the evidence." American Family Physician 96.3 (2017): 170-178.

18. Crovesy, L., et al. "Effect of Lactobacillus on body weight and body fat in overweight subjects: a systematic review of randomized controlled clinical trials." International Journal of Obesity 41.11 (2017): 1607-1614.

19. Martínez-Martínez, Maria Isabel, Raquel Calabuig-Tolsa, and Omar Cauli. "The effect of probiotics as a treatment for constipation in elderly people: a systematic review." Archives of Gerontology and Geriatrics 71 (2017): 142-149.

20. Wickens, Kristin, et al. "Effects of Lactobacillus rhamnosus HN001 in early life on the cumulative prevalence of allergic disease to 11 years." Pediatric Allergy and Immunology 29.8 (2018): 808-814.

21. McFarland, Lynne V., Charlesnika T. Evans, and Ellie JC Goldstein. "Strain-specificity and disease-specificity of probiotic efficacy: a systematic review and meta-analysis." Frontiers in Medicine 5 (2018): 124.

22. King, Sarah, et al. "Does probiotic consumption reduce antibiotic utilization for common acute infections? A systematic review and meta-analysis." European

Journal of Public Health 29.3 (2019): 494-499.

23. Madoff, Sarah E., et al. "Prevention of recurrent Clostridioides difficile infection: a systematic review of randomized controlled trials." Anaerobe (2019): 102098.

24. McFarland, Lynne V., and Shan Goh. "Are probiotics and prebiotics effective in the prevention of travellers' diarrhea: a systematic review and meta-analysis." Travel Medicine and Infectious Disease 27 (2019): 11-19.

02_피임약

1. Hord, Charlotte, et al. "Reproductive health in Romania: reversing the Ceausescu legacy." Studies in Family Planning 22.4 (1991): 231-240.

2. Thorneycroft, Ian H., et al. "Effect of low-dose oral contraceptives on androgenic markers and acne." Contraception 60.5 (1999): 255-262.

3. Krattenmacher, Rolf. "Drospirenone: pharmacology and pharmacokinetics of a unique progestogen." Contraception 62.1 (2000): 29-38.

4. Goldin, Claudia, and Lawrence F. Katz. "The power of the pill: Oral contraceptives and women's career and marriage decisions." Journal of Political Economy 110.4 (2002): 730-770.

5. Stachenfeld, Nina S. "Sex hormone effects on body fluid regulation." Exercise and Sport Sciences Reviews 36.3 (2008): 152.

6. Parkin, Lianne, et al. "Risk of venous thromboembolism in users of oral contraceptives containing drospirenone or levonorgestrel: nested case-control study based on UK General Practice Research Database." BMJ 342 (2011): d2139.

7. Lopez, Laureen M., Adrian A. Kaptein, and Frans M. Helmerhorst. "Oral contraceptives containing drospirenone for premenstrual syndrome." Cochrane Database of Systematic Reviews 2 (2012).

8. Rapkin, Andrea J., and Alin L. Akopians. "Pathophysiology of premenstrual syndrome and premenstrual dysphoric disorder." Menopause International 18.2 (2012): 52-59.

9. Oh, Ji-Eun, et al. "Estrogen rather than progesterone cause constipation in both female and male mice." The Korean Journal of Physiology & Pharmacology 17.5 (2013): 423-426.

10. Tacani, Pascale Mutti, et al. "Characterization of symptoms and edema distribution in premenstrual syndrome." International Journal of Women's Health 7 (2015): 297.

11.   Jamieson, Mary Anne. "Disorders of menstruation in adolescent girls." Pediatric Clinics 62.4 (2015): 943-961.

12.   Hallam, Jessica, et al. "Focus: sex and gender health: gender-related differences in food craving and obesity." The Yale Journal of Biology and Medicine 89.2 (2016): 161.

13.   Louw-du Toit, Renate, et al. "Comparing the androgenic and estrogenic properties of progestins used in contraception and hormone therapy." Biochemical and Biophysical Research Communications 491.1 (2017): 140-146.

14.   Green, L. J., et al. "Management of premenstrual syndrome." Bjog 124 (2017): e73-e105.

15.   여성 합계 출산율(여성 1인당 출산율) 통계, World Bank (1960~2017).

03_식욕억제제

1.   Rasmussen, Nicolas. "America's first amphetamine epidemic 1929-1971: a quantitative and qualitative retrospective with implications for the present." American Journal of Public Health 98.6 (2008): 974-985.

2.   Halford, Jason CG, et al. "Pharmacological management of appetite expression in obesity." Nature Reviews Endocrinology 6.5 (2010): 255.

3.   Gustafson, Ashley, Camille King, and Jose A. Rey. "Lorcaserin (Belviq): A selective serotonin 5-HT2C agonist in the treatment of obesity." Pharmacy and Therapeutics 38.9 (2013): 525.

4.   Blundell, J. E., et al. "The biology of appetite control: Do resting metabolic rate and fat-free mass drive energy intake?." Physiology & behavior 152 (2015): 473-478.

5.   Shankar, Pratap, et al. "Drugs for Treatment of Disturbed Appetite." Asian Man (The)-An International Journal 10.1 (2016): 129-131.

6.   Sherman, Matthew M., Sinziana Ungureanu, and Jose A. Rey. "Naltrexone/ Bupropion ER (Contrave): newly approved treatment option for chronic weight management in obese adults." Pharmacy and Therapeutics 41.3 (2016): 164.

7.   「의료용 마약류 안전사용을 위한 도우미」 일반 현황 자료. 식품의약품안전처 (2019).

8.   Mahase, Elisabeth. "Weight loss pill praised as 'holy grail' is withdrawn from US market over cancer link." BMJ 368 (2020): m705.

04_탈모 치료제

1.   Hibberts, N. A., A. F. Howell, and V. A. Randall. "Balding hair follicle dermal papilla

cells contain higher levels of androgen receptors than those from non-balding scalp." Journal of Endocrinology 156 (1998): 59-65.

2.   Whiting, David A. "Male pattern hair loss: current understanding." International Journal of Dermatology 37.8 (1998): 561-566.

3.   Olsen, Elise A., et al. "The importance of dual 5α-reductase inhibition in the treatment of male pattern hair loss: results of a randomized placebo-controlled study of dutasteride versus finasteride." Journal of the American Academy of Dermatology 55.6 (2006): 1014-1023.

4.   De Nunzio, Cosimo, et al. "The controversial relationship between benign prostatic hyperplasia and prostate cancer: the role of inflammation." European Urology 60.1 (2011): 106-117.

5.   Mysore, Venkataram. "Finasteride and sexual side effects." Indian Dermatology online journal 3.1 (2012): 62.

6.   최광성. "한국인의 두피모발 특성과 남성형탈모증." Journal of the Korean Medical Association 56.1 (2013): 45-54.

7.   Yeo, I. K., et al. "An epidemiological study of androgenic alopecia in 3114 K orean patients." Clinical and Experimental Dermatology 39.1 (2014): 25-29.

8.   Batrinos, Menelaos L. "The endocrinology of baldness." Hormones 13.2 (2014): 197-212.

9.   Chughtai, Bilal, et al. "Benign prostatic hyperplasia." Nature Reviews Disease Primers 2.1 (2016): 1-15.

10. Manabe, Motomu, et al. "Guidelines for the diagnosis and treatment of male-pattern and female-pattern hair loss, 2017 version." The Journal of Dermatology 45.9 (2018): 1031-1043.

11. Aourag, Nassim, et al. "Can we predict prostate size by scoring baldness? The relationship of androgenic alopecia and lower urinary tract symptoms." Central European Journal of Urology 72.1 (2019): 39.

12. 이미경 한국약제학회 사무총장. "정제 분할시의 약학적 고려사항." 국민 건강보호를 위한분할 의약품 관리 방안 심포지움 (2019).

05_무좀약

1.   서구일, et al. "전방 대대 병사들에서 족부백선 유병률." 대한피부과학회지 38.8 (2000): 1050-1054.

2.   Romani, Luigina. "Immunity to fungal infections." Nature Reviews Immunology 4.1

(2004): 11-24.

3. 허재, et al. "환자들이 선호하는 발톱진균증의 경구 치료법." 대한의진균학회지 14.2 (2009).

4. Brown, Denning, et al. "Hidden killers: Human fungal infections." Sci. Transl. Med. 4, 165rv13 (2012).

5. Ilkit, Macit, and Murat Durdu. "Tinea pedis: the etiology and global epidemiology of a common fungal infection." Critical Reviews in Microbiology 41.3 (2015): 374-388.

6. 이지현, 이양원. "손발톱진균증의 국소치료." 대한의진균학회지 21.2 (2016): 27-33.

7. 고현창, 김우일. "손발톱진균증의 치료효과 증가." 대한의진균학회지 21.3 (2016): 59-64.

8. 김효진, 박소희, 김기홍. "손발톱진균증의 전신 항진균제." 대한의진균학회지 21.4 (2016): 105-110.

9. 전재현, 강상모. "족부백선의 영향요인에 관한 연구." 한국미용학회지 22.6 (2016): 1311-1322.

10. 홍준석, 서무규, 이관. "발톱진균증 환자에 대한 삶의 질 연구." 대한피부과학회지 57.8 (2019): 433-440.

PART II

계속 먹어야 할까?
약을 달고 사는 이들을 위한 약 가이드

06_위장약과 변비약

1. Franke, Andreas, Stephan Teyssen, and Manfred V. Singer. "Alcohol-related diseases of the esophagus and stomach." Digestive Diseases 23.3-4 (2005): 204-213.

2. Song, Ho June, et al. "Endoscopic reflux esophagitis in patients with upper abdominal pain-predominant dyspepsia." Journal of Gastroenterology and Hepatology 22.12 (2007): 2217-2221.

3. 황진기, et al. 국내 2-3차 의료기관에서 관찰된 미란 식도염의 유병률 및 증상 분포 대

한소화기학회지 53.5 (2009): 283-291.

4. Goo, Tyralee, Yasutada Akiba, and Jonathan D. Kaunitz. "Mechanisms of intragastric pH sensing." Current Gastroenterology Reports 12.6 (2010): 465-470.

5. Andrews, Christopher N., and Martin Storr. "The pathophysiology of chronic constipation." Canadian Journal of Gastroenterology and Hepatology 25.Suppl B (2011): 16B-21B.

6. 정경이, 이혜진, 박영남. "시판 중인 구강양치용액의 법랑질 표면의 착색과 침식에 미치는 영향." 치위생과학회지 11.5 (2011): 397-404.

7. 이혜란, 신윤진, 김양하. "다이어트를 하고 있는 여대생들의 변비유병율과 식이섭취상태." 한국식품영양과학회지 41.12 (2012): 1734-1739.

8. Leiper, John B. "Fate of ingested fluids: factors affecting gastric emptying and intestinal absorption of beverages in humans." Nutrition Reviews 73.suppl_2 (2015): 57-72.

9. 김상진, 박경식. "만성 변비의 약물 치료." 대한소화기학회지 70.2 (2017): 64-71.

07_진통제

1. Cervero, Fernando, and Jennifer MA Laird. "Visceral pain." The Lancet 353.9170 (1999): 2145-2148.

2. Lamont, Leigh A., William J. Tranquilli, and Kurt A. Grimm. "Physiology of pain." Veterinary Clinics: Small Animal Practice 30.4 (2000): 703-728.

3. Vyvey, Melissa. "Steroids as pain relief adjuvants." Canadian Family Physician 56.12 (2010): 1295-1297.

4. Kawabata, Atsufumi. "Prostaglandin E2 and pain—an update." Biological and Pharmaceutical Bulletin 34.8 (2011): 1170-1173.

5. Sikandar, Shafaq, and Anthony H. Dickenson. "Visceral pain-the ins and outs, the ups and downs." Current Opinion in Supportive and Palliative Care 6.1 (2012): 17.

6. Berkley, Karen J. "Primary dysmenorrhea: an urgent mandate." Pain 1.1 (2013): 8.

7. Moseley, G. Lorimer, and DavidS. Butler. "Fifteen years of explaining pain: the past, present, and future." The Journal of Pain 16.9 (2015): 807-813.

8. Smith, Roger P. Dysmenorrhea and Menorrhagia. Springer International Publising (2018).

08_고혈압 치료제

1. Smith, Charles G., and John R. Vane. "The discovery of captopril." The FASEB

Journal 17.8 (2003): 788-789.

2. Patlak, Margie. "From viper's venom to drug design: treating hypertension." The FASEB Journal 18.3 (2004): 421e-421e.

3. 대한고혈압학회. "고혈압 진료지침" (2018).

4. 2017 ACC/AHA/AAPA/ABC/ACPM/AGS/APhA/ASH/ASPC/NMA/PCNA Guideline for the Prevention, Detection, Evaluation, and Management of High Blood Pressure in Adults: A Report of the American College of Cardiology/American Heart Association Task Force on Clinical Practice Guidelines. J Am Coll Cardiol 71 (2018): e127-e248.

5. 「사망원인통계」, 통계청, (1983~2018).

09_당뇨병 치료제

1. German, Michael S. "Glucose sensing in pancreatic islet beta cells: the key role of glucokinase and the glycolytic intermediates." Proceedings of the National Academy of Sciences 90.5 (1993): 1781-1785.

2. Korsgaard, Thomas Vagn, and Morten Colding-Jørgensen. "Time-dependent mechanisms in beta-cell glucose sensing." Journal of Biological Physics 32.3-4 (2006): 289-306.

3. Thorens, B. "Brain glucose sensing and neural regulation of insulin and glucagon secretion." Diabetes, Obesity and Metabolism 13 (2011): 82-88.

4. Mather, Amanda, and Carol Pollock. "Glucose handling by the kidney." Kidney International 79 (2011): S1-S6.

5. Erion, Karel A., et al. "Chronic exposure to excess nutrients left-shifts the concentration dependence of glucose-stimulated insulin secretion in pancreatic β-cells." Journal of Biological Chemistry 290.26 (2015): 16191-16201.

6. He, Ling, and Fredric E. Wondisford. "Metformin action: concentrations matter." Cell Metabolism 21.2 (2015): 159-162.

7. Sears, Barry, and Mary Perry. "The role of fatty acids in insulin resistance." Lipids in Health and Disease 14.1 (2015): 121.

8. 대한당뇨병학회. "당뇨병 진료지침" (2015).

9. American Diabetes Association. "Guideline: ADA 2020 Standards of Medical Care in Diabetes" (2020).

오늘도 약을 먹었습니다

10_알러지성 비염 치료제

1. Pawankar, Ruby, et al. "WAO white book on allergy." Milwaukee, WI: World Allergy Organization 3 (2011): 156-157.
2. Songu, Murat, and T. Metin Onerci. "Physiology and Pathophysiology of Sneezing and Itching: Mechanisms of the Symptoms." Nasal Physiology and Pathophysiology of Nasal Disorders. Springer, Berlin, Heidelberg (2013) 139-152.
3. 홍천수. "한국에서 꽃가루 알레르기를 일으키는 식물." Allergy Asthma & Respiratory Disease 3.4 (2015): 239-254.
4. Lambrecht, Bart N., and Hamida Hammad. "The immunology of the allergy epidemic and the hygiene hypothesis." Nature Immunology 18.10 (2017): 1076.
5. 대한천식알레르기학회. "임상의를 위한 알레르기비염 진료지침" (2017).

11_골다공증·관절염 치료제

1. Bono, Christopher M., and Thomas A. Einhorn. "Overview of osteoporosis: pathophysiology and determinants of bone strength." The Aging Spine. Springer, Berlin, Heidelberg, 2005. 8-14.
2. Panula, Jorma, et al. "Mortality and cause of death in hip fracture patients aged 65 or older-a population-based study." BMC Musculoskeletal Disorders 12.1 (2011): 105.
3. Bayliss, Lee, David J. Mahoney, and Paul Monk. "Normal bone physiology, remodelling and its hormonal regulation." Surgery (Oxford) 30.2 (2012): 47-53.
4. 우경지, 우경원. "우리나라 50세 이상 성인에서의 골관절염 유병률(2010-2013)". 질병관리본부 질병예방센터 (2015).
5. Black, Dennis M., and Clifford J. Rosen. "Postmenopausal osteoporosis." New England Journal of Medicine 374.3 (2016): 254-262.
6. Whittier, Xena, and Kenneth G. Saag. "Glucocorticoid-induced Osteoporosis." Rheumatic diseases clinics of North America 42.1 (2016): 177-89.
7. Eastell, Richard, and Pawel Szulc. "Use of bone turnover markers in postmenopausal osteoporosis." The Lancet Diabetes & Endocrinology 5.11 (2017): 908-923.
8. Khosla, Sundeep, and Lorenz C. Hofbauer. "Osteoporosis treatment: recent developments and ongoing challenges." The lancet Diabetes & Endocrinology 5.11 (2017): 898-907.

9. 질병관리본부. "2016 국민건강통계" (2017).
10. 김형영, 성윤경. "골관절염의 약물치료." 대한의사협회지 61.10 (2018).

PART III

죽느냐 사느냐
인간의 생존을 위해 꼭 필요한 약 가이드

12_백신

1. Smith, Wilson. "Cultivation of the virus of influenza." British Journal of Experimental Pathology 16.6 (1935): 508.
2. Hull, HarryF, Pap John Williams, and Fred Oldfield. "Measles mortality and vaccine efficacy in rural West Africa." The Lancet 321.8331 (1983): 972-975.
3. Deer, Brian. "How the vaccine crisis was meant to make money." BMJ 342 (2011): c5258.

13_항생제

1. Gruchalla, Rebecca S., and Munir Pirmohamed. "Antibiotic allergy." New England Journal of Medicine 354.6 (2006): 601-609.
2. 천유진, 김창엽. "정보 공개에 따른 지역별 항생제 처방률 변이에 영향을 미치는 요인." 보건행정학회지 22.3 (2012): 427-450.
3. Beardmore, Robert Eric, et al. "Antibiotic cycling and antibiotic mixing: which one best mitigates antibiotic resistance?." Molecular biology and evolution 34.4 (2017): 802-817.
4. 김영아 외. "국내 항균제 사용 실태 및 주요 병원균의 항균제 내성에 관한 연구." 국민건강보험 일산병원 연구소 (2016).
5. 「항생제 및 주사제 처방률」 보건복지부 (2002~2018).

14_항바이러스제

1. Field, Hugh J., and Erik De Clercq. "Antiviral drugs-a short history of their discovery and development." Microbiology Today 31.2 (2004): 58-61.
2. Cooperman, Nina A., and Jane M. Simoni. "Suicidal ideation and attempted suicide

among women living with HIV/AIDS." Journal of Behavioral Medicine 28.2 (2005): 149-156.

3.   De Clercq, Erik. "The history of antiretrovirals: key discoveries over the past 25 years." Reviews in Medical Virology 19.5 (2009): 287-299.

4.   김일옥, 신선화. "남성 HIV 감염인의 사회적 낙인이 자살생각에 미치는 영향: 희망과 우울의 매개효과." 성인간호학회지 26.5 (2014): 563-572.

5.   HIV/AIDS 신고 현황 연보. 질병관리본부 (2018).

6.   「우리나라 HIV 감염인의 최초 감염진단 이후 생존율 변화」, 질병관리본부 (2009).

7.   「HIV/AIDS에 대한 20대~30대 HIV 감염인의 인식 조사 보고서」, 한국성적소수자문화인권센터 (2018).

8.   Shim, Eun-Jung, et al. "Suicide risk in persons with HIV/AIDS in South Korea: a partial test of the interpersonal theory of suicide." International Journal of Behavioral Medicine 26.1 (2019): 38-49.

15_항암제

1.   A Baudino, Troy. "Targeted cancer therapy: the next generation of cancer treatment." Current Drug Discovery Technologies 12.1 (2015): 3-20.

2.   Sau, Samaresh, et al. "Advances in antibody-drug conjugates: a new era of targeted cancer therapy." Drug Discovery Today 22.10 (2017): 1547-1556.

3.   Sharma, Padmanee, and James P. Allison. "Immune checkpoint targeting in cancer therapy: toward combination strategies with curative potential." Cell 161.2 (2015): 205-214.

4.   「사망원인통계」, 통계청 (2018).

5.   NCCN Clinical Practice Guidelines in Oncology (NCCN Guidelines®) (2019).

찾아보기

오늘도 약을 먹었습니다

북트리거 일반 도서

북트리거 청소년 도서

오늘도 약을 먹었습니다
유산균부터 바이러스 치료제까지 지금 필요한 약슐랭 가이드

1판 1쇄 발행일 2020년 5월 15일
1판 4쇄 발행일 2022년 8월 1일

지은이 박한슬
펴낸이 권준구 | 펴낸곳 (주)지학사
본부장 황홍규 | 편집장 윤소현 | 팀장 김지영 | 편집 양선화 박보영 김승주
책임편집 전해인 | 디자인 정은경디자인
마케팅 송성만 손정빈 윤술옥 이혜인 | 제작 김현정 이진형 강석준
등록 2017년 2월 9일(제2017-000034호) | 주소 서울시 마포구 신촌로6길 5
전화 02.330.5265 | 팩스 02.3141.4488 | 이메일 booktrigger@naver.com
홈페이지 www.jihak.co.kr | 포스트 http://post.naver.com/booktrigger
페이스북 www.facebook.com/booktrigger | 인스타그램 @booktrigger

ISBN 979-11-89799-22-9 03510

북트리거

트리거(trigger)는 '방아쇠, 계기, 유인, 자극'을 뜻합니다.
북트리거는 나와 사물, 이웃과 세상을 바라보는 시선에 신선한 자극을 주는 책을 펴냅니다.